Healthy
Diet

21天
代謝回正飲食

從「食」傾聽心理真正的缺乏，
吃好吃對，打破代謝負循環！

營養師 余朱青 著

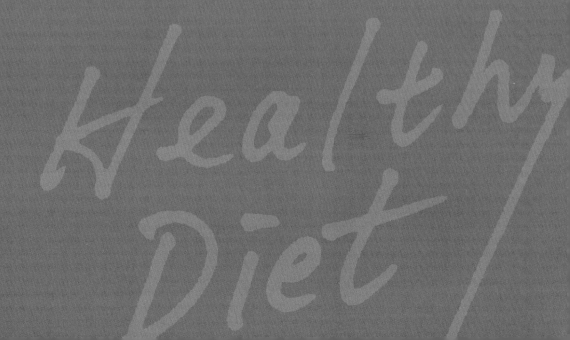

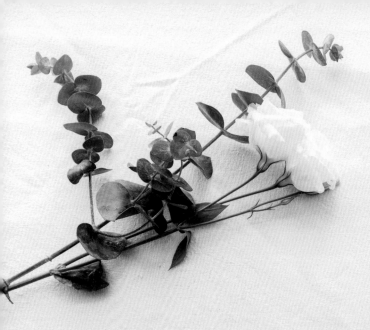

Contents

3　減重前必知的擇食素養

4　21 天代謝回正飲食

5　給不同族群的減重飲食觀念整理

21
天
代
謝
回
正
飲
食

臺北醫學大學附設醫院院長

邱仲峯

在全球快速運轉的時代，人們常見的文明病包括：工作壓力大、睡眠品質差、飲食不均衡以及缺乏運動。根據國民健康署統計，45歲以上的成人（不分性別）有一半以上都有過重或是肥胖的問題，坊間也可見各式各樣的斷食、減醣、生酮…等減重秘方，不過常常都是初期見效，卻容易遇到撞牆期，甚至復胖。到底該如何健康、無痛的瘦身？正如同這本書說的：「減重，得先療心」。

有緣邀請余朱青營養師至本院健康管理中心提供高階健檢客戶營養諮詢服務，用輕鬆的聊天方式，從客戶的生活型態、飲食習慣中爬梳出適合對方的營養攝取方案，諮詢貴賓多對余營養師讚譽有加，如今，余營養師彙集10年來提供減重諮詢的經驗，深入淺出的點出減重失敗的常見因素、如何重啟代謝，並且將她的專業營養知識無私分享，教大家如何擇食的方法，並提供給不同族群的減重飲食建議。書中沒有教條式的八股，也沒有艱澀難懂的理論，輕鬆協助讀者建立正確的減重觀念及心法。減重的過程是一種生活態度，是身心靈的同步修養，讓我們一起吃得精巧、活得健康吧！

大江生醫榮譽董事長暨陽光關懷協會創辦人

楊武男

我學經濟出身，相信供給與需求一直都是人類生活模式發展的最大動力，也是我從事生技業多年的心得。我從中看到了營養醫學日新月異的進步，而營養教育的方式也因應著時代不斷演進推進，認識朱青這 17 年的時間，看著她對工作的熱情與營養教育的投入，用心把營養教育當作一生的志業與信仰，一步步地往她的理想去實現與邁進，實在不容易。

這幾年，因為經濟與環境的變遷、生活目標的改變，越來越多人重視飲食健康與預防營養醫學保健，現代人為了追求更好的生活品質，也願意花更多的時間與心力去關注相關議題，將來人類更高層次的需求即是對於「健康」與「美」的追求及高度渴望，而在後疫情時代更是不可逆的趨勢。而「健康」與「美」必須以愉悅舒適的身心作為基礎，因此我們需要好好照顧與療癒心靈，有了正確的心態，才會有相對應的正確行為模式，進而改善全人類的健康，在這個世代是極為重要的事。只要堅持且持續做對的事情，帶來的效益將會非常非常久遠，相信這本書能夠溫暖許多人的心，從減重過程中了解如何好好療心、發掘美好的自己，跟著朱青提倡的飲食概念和營養教育分享，相信每個讀者都能讓自己的身心靈既健康又安適。

輔仁大學營養科學系 特聘教授

許瑞芬

恭喜我的高徒——朵薇診所的首席營養師余朱青終於要出書了！這是嘉惠眾多困擾於異常體位朋友的福音。朱青彙整歷年從事減脂門診諮詢將近上千位個案之豐富經驗與閱歷，在她的這本新書《21天代謝回正飲食》中，剝絲抽繭地娓娓道來，剖析「為什麼總是減肥失敗之原因」，也從營養生化觀點談「如何重新啟動平衡的能量代謝能力」，進而討論「瘦用一生之擇食素養」與啟動精準營養之減重規劃。

朱青將艱難的減重任務化為追求均衡營養的論述，並且融入五彩繽紛且生趣盎然之餐盤食譜，對於想要減重的人來說非常實用。這是一本融合營養專業知識，可以療癒並重塑健康心靈與體態的精采好書，深入淺出之內容十分引人入勝，值得大家細細品味並實踐營養保健人生。

愛林醫療機構總院長　朱柔澍

　　行醫幾十年，常在時間壓力下工作，通常一個便當只花幾口就狼吞虎嚥吃完，晚餐多半到了深夜才有時間吃，身體也開始負擔不了的肥胖起來。兩年前與健康管理師合作，我跟太太花了一段時間去了解並重新學習新的飲食觀念，發現健康減重真的能吃很飽、吃很好，夜診後的晚餐更是可以越吃越瘦也越健康。這些觀念就像這本書上寫的「瘦用一生」的擇食，真的破除了很多關於減重的迷思。朱青營養師在書中所提到的內容都很生活化，而且是簡單就可以執行的觀念與方式，真心推薦給想健康減重的大家。

台安醫院一般外科主任　許斅劼 醫師

　　世界衛生組織（WHO）指出「肥胖是一種慢性疾病」，不只會造成體能衰退，還可能會導致各種代謝、婦科方面的疾病；在台灣，我們國人十大死因中有八項與肥胖相關，包括癌症、心臟疾病、腦血管疾病、糖尿病、高血壓性疾病、慢性下呼吸道疾病、腎炎、腎病症候群及腎病變、慢性肝病及肝硬化…等。由此可知，肥胖造成的影響絕不只有外觀，對身體健康更有很大的負面影響。

　　如何聰明健康地減肥瘦身，除了少吃多運動的不二法門之外，食物的選擇及認識營養素其實更為重要。余朱青營養師以專業的角度，深入淺出帶領大家了解肥胖的原因，更分享如何聰明選擇食物的秘訣，相信大家在讀完這本《21 天代謝回正飲食》後，在減重這條道路上一定能夠更加得心應手，瘦得健康又漂亮！

運動營養師　戴岑樺（叮噹）

減重就從「心」開始！

我們常會看到社群貼文渲染所謂的「鉛筆腿」、「人魚線」、「馬甲線」就是好體態、好身材的印象，無形中我們把這些標籤貼在別人或是自己的身上，因為羨慕著別人的樣子，所以開始各種極端的減重飲食方法，卻不斷地復胖、出現溜溜球效應…等，重覆減重失敗的沮喪。

或許我們要從好好善待自己開始，吃得飽吃得對，並且天天擁有好心情，卡關很久的體重可能自然而然就會瘦下來了！真心推薦這本《21 天代謝回正飲食》，跟著余朱青營養師從飲食改變自己的身心，成功擺脫體脂肪！

朵薇診所　謝宗宏 醫師

找到好的營養師，減重之路既輕鬆又快樂

減重最重要的是決心與意志力，成功的關鍵在於自己是否有毅力之外，找到一位好的營養師長期教導與陪伴，真的能少走許多冤枉路。

余朱青營養師以她多年來的經驗與研究，帶領大家把飲食習慣的改變化為日常生活，感受減重成果所帶來的成就感及快樂。呼籲大家，不正確的減重方式不僅沒有效果，而且可能有後遺症，大家不得不小心，一定要跟隨一位好的營養師才能健康減重！正如余朱青營養師書中所說：「要快樂地減重，身心才能合一」，希望大家跟著這本書快樂減重、健康生活、身心圓滿幸福！

營養師 余朱青

找對方式，吃對食物，是減重的不二法門！

　　「減肥」永遠是健康潮流中不敗的話題，而且已經不分男女，成為現代人最辛苦也拼命追求的目標。我從事營養領域的 20 年間，看到不同時期引領風潮與各式各樣的減重方法，各式各樣的減肥藥也一直不斷在市場上流行著，每每看到無數人群一窩蜂的跟進，心裡不禁萌生一個念頭，真的很想告訴大家，嘗試不同減重方式不是不好，但唯一不損健康且能持續維持身材的減重法只有萬年不敗的一招，就是「找對方式，吃對食物」！

　　我自己也曾經比現在的體重多了 10 幾公斤，特別明白在壓力大的情況下想吃東西卻無法克制的情緒很讓人沮喪，知道不能吃但又想吃的心情是非常掙扎的。那時的我和減重中的每位朋友一樣，好想要有神奇妙招，快速輕鬆又不費力地把贅肉消除掉，不喜歡自己變胖的感受也確實影響了當時的生活，天天充滿無奈感，總覺得不開心。

　　決定減重之前，最重要的第一件事就是好好照顧您的「心」，從「心」的層面出發，減重路上會更有動力，過程中的阻礙也才會變少，這也是我在臨床上看到最容易成功且有效持續下去的方法。對於初診的每位個案，我通常會給他們第一個小功課，就是用 21 天先改變飲食方式及內容，藉

此培養起新的飲食習慣，為身體的負循環創造一個突破口，才有機會進到下個階段，重啟代謝變成正循環，一步步養成吃不胖的瘦體質。我將多年來的減重觀念以及臨床上的觀察寫成這本書，希望陪伴每一位決定減重的朋友，用正確的方式把食物吃對，別讓快樂的吃成了身體的壓力及負擔。

　我要感謝診所裡的夥伴與團隊成員支持我的理念，在開設門診的這段日子裡，陪著我一起把這個善的力量傳遞出去。每當我看診的時候，看著個案的努力有了成果，他們散發出來的笑容與眼神裡的感謝，對我都是最大的鼓勵，讓我更加堅信正確的營養觀念絕對會影響一個人，不只是健康而已，還有他日後的人生。我想著，若今天我能影響一個人，接著就有機會影響一個家庭，當一個家庭被改變了，就有機會改變更多人。希望這本書能給予打算減重的您一點支持和鼓勵，只要您的心理準備好了，並且持續做對的事情、為自己好好吃下每一口食物，你的身體也會跟上！

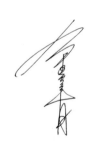

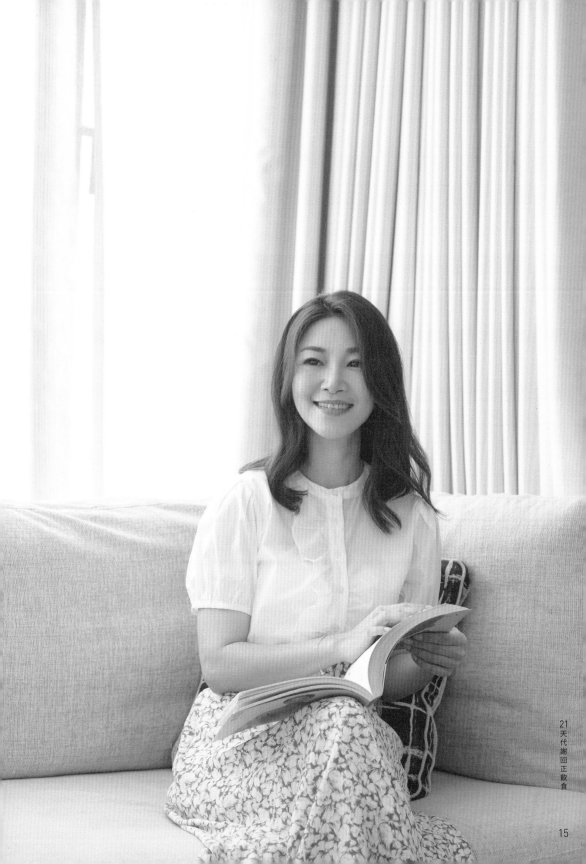

21天代謝回正飲食

Chapter

1

Healthy
Diet

為什麼
我總是減重失敗？

心裡的重量比脂肪還難減

從事減脂門診的這幾年，已接觸過近 1,000 位個案，其中約 80% 的人透過營養療程成功減重，包含難減的內臟脂肪、血脂都改變了，當然也有途中放棄的人，和個案們在診間互動交流的過程讓我心有所感，因此想透過寫書分享給大家「瘦用一生」的飲食素養之外，更希望以營養師的角色陪伴更多為減重所苦的朋友們改變飲食，讓身心回到健康狀態。

對於第一次走進診間的朋友，我大多會先問：「怎麼會想來接受營養療程？真的覺得自己胖嗎？」大家通常都會給予肯定的答案，接著說出各種原因：

「上年紀後覺得代謝變很差，不知不覺胖起來，明明吃不多啊…」
「因為生過小孩，從此體重很難恢復到產前狀態，好看的衣服都穿不下了」
「我平時上班很忙，壓力大的時候就想和朋友聚餐大吃、喝點酒紓壓」
「我都 9 點、10 點才下班，睡前要吃一些宵夜，不然餓到睡不著…」
「我每天要下廚煮飯，小孩很挑食啊，每次菜剩下來捨不得丟，只好每餐
　吃光光，久了都胖在我身上…」
「我的全家人都是胖體質，我從小就一直減肥…」

會特地來尋求專業減重諮詢的人有各種起心動念，通常他們都能說得出原因，也意識到自己不能再這樣下去，大家看似都有強烈的減重動機，其中許多人在看診前都自行嘗試過各種減重法，像是埋線、吃減肥藥、吃減肥餅乾、只攝取蔬菜或單一食物減重…等。然而，長期下來卻不見效果，陷入減了又胖、胖了又減的無限循環，所以他們才來診間想聽聽營養師可以給予什麼樣的建議。

常見的
變胖原因！

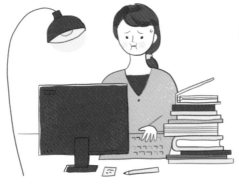

產後變胖一直瘦不下來…

工作常加班，吃飯無法定時定量…

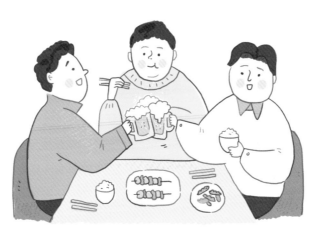

下班後常常想去大吃一頓紓壓…

　　減重會失敗多半是沒有毅力持續、沒時間運動、三餐在外而無法控制飲食…等。這些的確都是減重失敗的原因之一，但不是最主要的致胖因素，以下先透過靜宜的故事，深入了解大多數人瘦不下來的潛在原因是什麼。

○ 飲食的樣貌，反映了你的生活壓力

　　事業有成的靜宜在競爭激烈的金融業上班，平時對自己工作的要求很高，她進行減重諮詢約 2 個月且每週都定期回診，卻沒有看到任何成效。就以往的經驗來看，當個案反覆在胖瘦之間來回、生活中有巨變、生產、工作繁忙、年齡增長等情況時，就容易造成明明有努力減重卻一直卡關的現象。為了幫助靜宜找出真正原因，我想多了解她三餐以外的飲食和生活習慣，藉此幫助她找出原因，靜宜慢慢開始敞開心扉，談起自己的狀況。

　　靜宜說自己每日睡前有飲酒的習慣並坦言：「身邊的朋友都結婚了，只有我 40 多歲還單身，慢慢地跟朋友之間就沒有什麼共同話題，現在也很少跟朋友出去。金融業的工作壓力很大，不知要和誰訴苦，如果每天晚上沒有喝一點酒，根本就睡不著…」，靜宜其實知道喝酒有礙減重進度，但是無法不喝酒，因此她一開始只是抱持著「只要不要繼續胖下去就好」的想法而來診間。

　　靜宜瘦不下來的主要原因，看起來是喝酒的習慣所致，實際上是因為情緒和壓力的心理成因，只好以酒精來尋求慰藉或減壓。她也提到，當初來諮詢時，完全不知道怎麼減重、該如何調整她的飲食和生活，從這裡可以看到另一層未被道出的需求：「孤獨一人的她，想要有人給予支持，以及專業的指引與督促」，而營養師在減重過程中就是擔任這個角色，透過陪伴與聆聽，抽絲剝繭找出身心最深切的需要。想減重的你，不妨先靜下心來思考幾個問題：

Q1 這5～10年，你過得好嗎？開心還是不開心的時候居多？

Q2 你經常照鏡子嗎？會觀察自己的身體狀態、變化嗎？

Q3 你每天三餐都吃什麼？記得前兩天吃了哪些東西嗎？

Q4 你知道自己對哪些食物會過敏嗎？（包含腸胃、皮膚…等）

Q5 如果工作或生活壓力很大時，通常如何紓壓？

Q6 你喜歡現在的自己嗎？

Q7 如果真的要開始減重，生活面、飲食面上可能有什麼阻礙？

Q8 每天晚上大概睡幾小時？睡眠品質好嗎？

Q9 你目前的體重多少？
你知道自己的標準體重是多少嗎？

Q10 目前為止，你最瘦的時候是幾公斤、
最胖時是公斤？

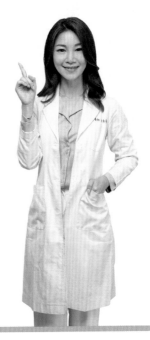

○ 減重是與內在身心對話的過程

　　和個案討論的過程中，我很常發現到大家其實「不清楚自己健不健康」，並且不太常傾聽身體所發出的訊號，有時候則是缺乏營養觀念或需要導正，有時候是太忙、太累，每天都有太多事情等著要處理，以致於沒時間關心身體到底怎麼了，以致於它逐漸變成你不喜歡的樣子。透過以上的自我問答，你也可以找一面全身鏡，褪去所有衣物，從頭到腳仔細觀察自己的體態，也看看自己的皮膚、頭髮、指甲…等，你會發現身體的哀鳴，因為它一直以來缺少了你的關懷，身體不開心只好顯現在體態上。

　　減重不只是減去脂肪而已，更是一場療心的過程，把心裡的結打開、了解自己的個性才能成功減重。如同一個班上有 60 個學生，老師教的內容、出的作業題目一樣，收到的作業內容卻有 60 個版本，減重也一樣，個性影響了減重結果。在診間時，我們發現有些人是目標導向、可以被要求，也有人得循循善誘、耐心陪伴才行，有的人只學到點就能延伸成面，有的人聽了 10 遍卻還在原地打轉，好像處於平行世界裡。

　　因此減重前，不妨先列出自己的痛點及當下身心狀態，接著建構正確的飲食素養，那麼減重之路就不會是痛苦的，而是幫助你更貼近自己、珍惜自己，進而恢復正確的飲食型態。接下來，針對飲食與減重，我們可以提出幾個問題來問問看自己：

Q1 你目前最不滿意身體的哪個部位？

Q2 當壓力來襲時，你會吃／喝東西紓壓嗎？
通常都吃／喝什麼？

Q3 當你很忙的時候，是會等忙完所有事再用餐，還是吃一點零嘴
和麵包糕點填肚子？又或者直接邊工作邊吃飯？

Q4 當你忙到沒時間吃飯時，你會喝飲料代替一餐嗎？
是的話，都喝什麼？

Q5 你有吃宵夜的習慣嗎？或在工作結束後會吃一點高熱量食物？
（速食、洋芋片、炸物…等）

Q6 你是屬於外食族，還是自炊族？願意為自己下廚嗎？

Q7 每天一早醒來睜開眼，你是感到開心的嗎？
還是覺得充滿壓力？

Q8 你覺得對現在的自己而言，最大的壓力來源是什麼？
（比方：經濟狀況、工作、家庭、人際關係、感情…等）

Q9 如果妳目前是辛苦的產後媽咪，現在正處於哺乳期嗎？
妳曾經嘗試減重過嗎？目前有多想要穿回產前的衣服尺寸？

Q10 每天睡前，你會給自己一小段放鬆時間嗎？都做些什麼？

Q11 你決定減重的最大動機是什麼？

Q12 你的理想體重和夢想體重分別是多少？

Q13 如果能成功瘦下來，你最想做什麼事？

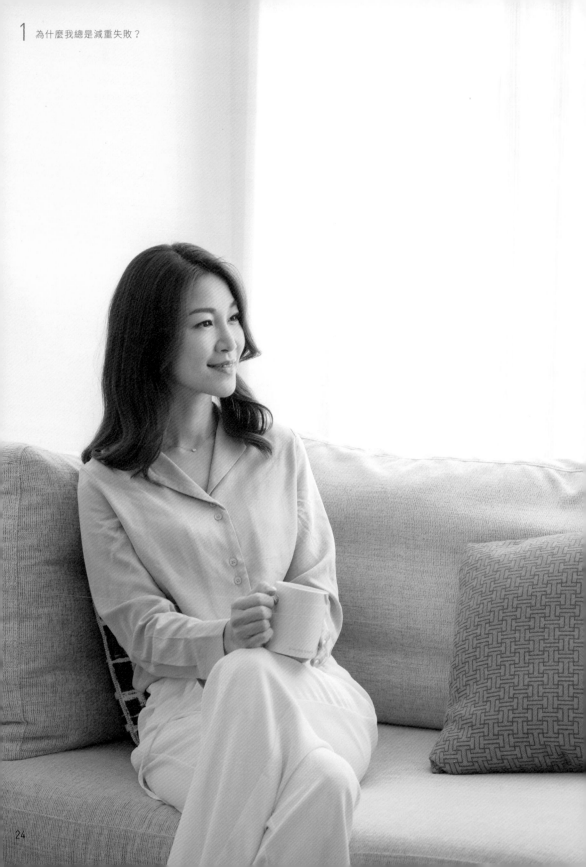

▶ 減重先療心，與壓力荷爾蒙和平共處

透過前頁的綜合提問不難發現，現代人的壓力源實在太多了，壓力不僅影響心理，也會讓睡眠品質變差、改變你對吃的需求和份量。適度的壓力對於人體有正向幫助，但過多且無法排除的壓力會讓荷爾蒙產生變化，特別是長期吃不好、睡不好的人，肥胖機率會高出許多。

◎ 人人都有壓力荷爾蒙

如果你白天總是很忙，甚至常常加班，又或者總有心事讓你睡不好、睡不著，這時身體有 4 種荷爾蒙分泌會失衡並影響其交互作用，內分泌失調是致使變胖的重要原因之一！如果習慣很晚才睡，人體內的飢餓素會上升，夜裡會特別想吃高熱量、高糖、高油的食物。同時，體內的腎上腺會分泌出一種壓力荷爾蒙 — 皮質醇（Cortisol），皮質醇會促使人體消耗熱量，進一步產生飢餓感並增進食慾，它會釋放到血液中來應對人體所感受到的壓力，其實就類似天然的類固醇。相信不少人都聽過，打藥用類固醇會讓人變成水牛肩、月亮臉，以致於身體變腫；而皮質醇分泌過多的人，就如同每天為自己打類固醇一樣，久了就影響體態。

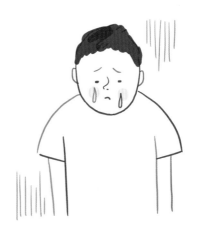

睡眠不足易使皮質醇上升與累積

研究發現，
只要一天的睡眠不足

皮質醇
（壓力荷爾蒙）

平均上升

45%

皮質醇
（壓力荷爾蒙）

平均上升

37%

睡眠不好的
隔天

整夜沒睡的
隔天

長期處於壓力荷爾蒙升高的狀態

易導致高血壓、高血糖、失眠、落髮、肥胖…等問題

　　當飢餓素、皮質醇上升時，生長激素和瘦體素都會下降。生長激素具有
分解脂肪的作用，在睡眠期間會分泌增加。當生長激素分泌不足時，對小
孩來說，會影響其骨骼和肌肉生成；對大人來說，會影響到皮膚和肌肉量
生長，脂肪分解的能力也變差。至於瘦體素下降，則會讓食慾變旺盛，一
旦身體代謝的效率不佳，就會合成更多脂肪。

熬夜對於飢餓素和瘦體素的影響

研究及實驗發現，
讓 12 位年輕成人連續兩天都只睡 4 小時

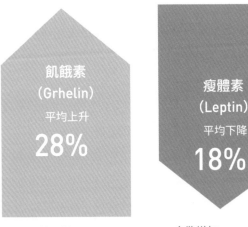

飢餓素
（Grhelin）
平均上升
28%

- 感到特別餓
- 特別想吃高熱量、高糖、高油的食物

瘦體素
（Leptin）
平均下降
18%

- 食慾增加
- 代謝率下降
- 傾向合成更多脂肪

所以熬夜就會很想吃垃圾食物！

　　一旦壓力荷爾蒙持續上升，除了變胖機率大增，血壓和血糖也容易升高，以及出現自律神經失調的狀況，而影響分泌及消化系統的運作。人體的交感神經如同油門，讓人感到亢奮專注；而副交感神經如同煞車，讓人放鬆緩和。如果交感神經過於敏銳，就像一直只踩著油門不放一樣危險！如果能有充足睡眠、打造好的睡眠品質，以及為身體紓解壓力，能大大減低夜裡想吃邪惡食物、睡前喝酒的慾望。

▶ 自我覺察與感受，找出減重的突破口

前面談到靜宜的故事，了解到她因為壓力而有睡前喝酒的習慣，是影響療程的阻礙原因。因此每次見面，我引導讓她多聊聊自己的身心狀況，逐步抒發了她的壓力，也協助她進一步思考，自己真的想喝酒嗎？也嘗試問她：「如果把酒稍微減量試試看呢？」靜宜答應了，除了繼續以往的營養療程之外，她開始試著少喝一點酒，到最後幾乎不喝酒也能好好入眠。每個月回診，靜宜分享自己很喜歡目前這樣舒服的狀態，也很高興解決了她一直以來的睡眠困擾。

如果你也是因為某些壓力因素，而導致減重一直失敗，找出壓力源並且逐漸排解，絕對會讓減重效率有所提升。但有個重要前提是：「千萬不要過度壓迫自己立即改變！」因為人碰到痛苦時，會下意識地跳開並排斥，其實不需要和自己對抗，不妨聽聽身體的需求、漸進式的改變，身體才會回復到舒適狀態。我在診間碰過一些案例則是完全相反，他們能面對痛點、願意立即改變做法，但這也有危機，因為這會讓他忽略很多身體發出的訊息，也不一定有利於減重效率的推進。

○ 飽的感覺變鈍？你的飽不一定是我的飽

如何傾聽身體發出的訊息來幫助自己減重呢？我們可以從對於飽足的感受來練習起。每個人對飽足的感受不同，有大胃王也有小鳥胃，但通常人吃下食物後的 15 分鐘後就開始有滿足感產生，如果吃一餐總覺得不滿足，有幾個原因：

原因 1 　吃的速度太快
（習慣狼吞虎嚥就完食）

　　工作忙碌的族群常見吃太快，但這會讓身體來不及反應 ——「吃進去的食物適不適合我？」大腦還來不及產生飽足訊號，食物就通通進了胃裡，甚至不知自己剛才吃了什麼，不僅身心沒有被確實滿足到，也容易使腸胃消化不良。

原因 2 　吃的食物不對
（沒能滿足人體所需營養素）

　　每餐吃的營養素不夠多元全面、常常只攝取固定幾種食物…等情形都很常見，很多時候我們人總是吃自己想吃的，卻忽略了「身體需不需要」這件事。缺乏飲食素養的攝取食物，最後卻要身體全部買單，時間久了，身體就會抗議，你想吃的和需要吃的總是不一致，以致於身心處於不平衡的狀態。當然，我了解有些人真的對於「慢慢吃、好好吃」有實踐上的困難，他們會說：

　　「就真的很忙啊，只有一點時間能吃飯，哪能慢慢吃」、「有時忙起來就不吃了，晚餐再一次吃回來就好」、「光餵完小孩就累死了，我根本沒辦法好好吃飯」，的確，人活著總是要配合別人心很累，還要記住每天怎麼吃好麻煩…但是你和身體預支大把的健康，總有一天身體會要你加倍奉還，可怕的健康赤字真的補得回來嗎？如果你願意打破這個負循環，讓這本書幫助你，只要心態先調整好、動機夠強烈，身體一定會跟上你的正向改變！

▶ 把減重想像成一場登山之旅

　　一旦決定要開始減重，會需要一位登山嚮導陪伴你一起走對路，營養師就是這樣的角色，能讓減重變得更有效率、更有感。許多朋友在診間會分享，他們以前嘗試減重，知其然卻不知所以然，常不知道自己吃得對不對，心裡總感覺不踏實、不確定。別擔心，我們把減重想像成今天要去爬一座很美的山，健康的減重如同攀登高山，需要一段時間才能登頂，過程中掌握登山節奏是非常重要的，是和你自己共處的療癒旅程。

　　登山時，專業的登山嚮導會指導你、提供一些方法，並且在該衝刺時提醒這裡要加緊腳步，途中遇到減重停滯期時，就到小木屋稍作停歇休息，減重不是一昧衝刺就好，需要一段時間才能建立起健康的飲食習慣和減重步調。既然是登山，就有各種路可以到達山頂，有時爬坡、有時平坦、有時輕鬆走下坡，無論如何，過程中時常放鬆心情，才能享受山中風景，感受身體的回饋。試想看看，幾十年來的飲食習慣，要在幾週、幾個月內全盤改變，是否太過於為難自己了呢？所以慢慢走、開心地走，才有利於減掉脂肪，更讓身體的壓力逐漸緩解釋放。

　　我自己以前也曾經因為外食加上工作壓力大而變胖過，正因為走過那個身心不舒適的階段，所以非常了解減重者的心情和焦慮，但是讓身體回到原始狀態需要一段時間，不需要心急，別給自己莫大的壓力，這些都無利於為自己重新打造瘦體質。

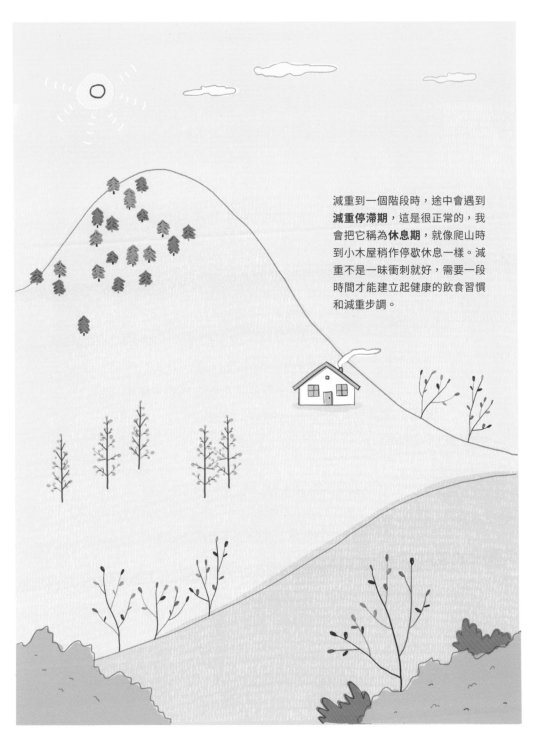

減重到一個階段時，途中會遇到**減重停滯期**，這是很正常的，我會把它稱為**休息期**，就像爬山時到小木屋稍作停歇休息一樣。減重不是一昧衝刺就好，需要一段時間才能建立起健康的飲食習慣和減重步調。

以下先來建立幾個觀念，藉此幫助你打造後續的減重計劃：

減重前的 5 個觀念

觀念 1

脂肪不是敵人，了解成因重啟代謝力

脂肪長在哪，就是提醒你吃錯什麼
重啟代謝，你就瘦得比別人快
多喝水沒事，沒事多喝水

觀念 2

減重不可憐，選對食物也能吃飽飽

原型食物 # 高營養密度 # 別怕吃優質油脂
每餐吃飽才能瘦
吃越少不會瘦越快，營養吃足夠才是關鍵

觀念 3

不急躁，21 天重建瘦用一生的飲食觀念

既然胖不是一天累積的，減重也就無法一天達成
飲食習慣打掉重練，你的味覺及食慾也會跟著改變

觀念 4

掌握瘦身節奏感，
每個月減掉原體重的 0.5 ～ 1.2% 最剛好

別怕停滯期，適度休息蘊釀更輕鬆的下坡
適合別人的減重法不一定適合你

觀念 5

減重不孤單，每週給自己快樂餐、開心吃

減重還是可以聚餐啊，挑對食物就 OK
不會因為今天吃一餐，隔天就立刻胖

除了左頁的 5 個觀念，打算開始減重的你，一定要筆記以下 8 個減重心法，幫助減重計劃進行更順利、有效率！

減重期的 8 個心法

心法 **1.**　了解每餐攝取總量和食物份量，讓你吃飽不超標

心法 **2.**　認識營養素，才能配比組合「需要吃的」和「想吃的」

心法 **3.**　建議減脂期每餐7分飽，餐間需有5～6小時間距

心法 **4.**　微餓感讓升糖素分泌，啟動糖質新生作用進而減脂

心法 **5.**　睡眠充足能大大提升代謝力、避免變成胖體質

心法 **6.**　建立用餐規律性及穩定度，避免大小餐

心法 **7.**　適度加入運動，讓熱量暫存區變大

心法 **8.**　每週一次快樂餐，能讓自己更努力、開心減重

接下來的章節，為大家一一說明這 5 個觀念延伸的內容、8 個減重心法的原因，以及分享不同案例們的減重心路歷程及方式，陪伴你做足減重之前的身心準備、選出最適合自己的飲食對策。此外，在 Chapter4 將說明我在診間常提到的「21 天代謝回正飲食」，這個飲食法好執行且無壓力，大原則就是「吃對食物」以及安排正確的份量！許多個案都深刻感受到這個飲食概念的好處，並且在 3 ～ 6 個月內減脂成功，逆轉成為瘦體質！

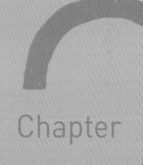

Chapter

2

重新啟動你的代謝力

Healthy
Diet

▶ 為何脂肪總是賴著你不走

　　說到減重，大家會聯想到「要減脂」，覺得脂肪是萬惡的、視它為大敵，但其實脂肪對人體來說是重要的，它能維持體溫、保護及承載內臟器官，還能幫助脂溶性維生素的吸收，以及讓荷爾蒙正常分泌。我常用機器的馬達來比喻內臟器官，想要馬達運作順暢，一定要有適當的油脂潤滑才能進行，也就是說身體一定要有適量的脂肪細胞，才能正常健康地運作。人體的脂肪細胞不只一種，包含了白色脂肪、棕色脂肪、米色脂肪，想減重的人要特別針對的是白色脂肪。

白色脂肪細胞 White Adipocytes	主要作用是維持體溫、保護內臟、提供能量，是人體內數量最多的脂肪細胞。測量體脂率時，如果發現數值過高，就是白色脂肪太多。
棕色脂肪細胞 Brown Adipocytes	是人體內含量最少的一種脂肪，因為含有大量的線粒體，可以幫助迅速燃燒熱量，想要讓減脂效果良好運作，就要增加棕色脂肪細胞。
米色脂肪細胞 Beige Adipocytes	米色脂肪介於白色和棕色脂肪之間，透過運動可以讓白色脂肪轉化為米色脂肪，有助於脂肪的燃燒消耗。

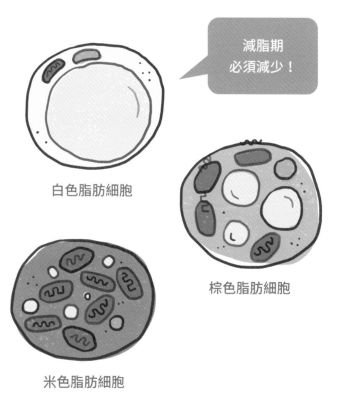

減脂期
必須減少！

白色脂肪細胞

棕色脂肪細胞

米色脂肪細胞

小知識

別一味視脂肪為敵人，適度的脂肪量仍是所需

體脂率對於減重者來說，固然是要留意的數值，但體脂率太低也不是好事。
人體的脂肪太少會讓身體的保暖功能欠佳，而且沒有足夠的脂肪來保護內
臟器官，若不慎受到外力撞擊或是跌倒時，有可能會造成內臟位移，甚至
是破裂的嚴重傷害。此外，女生的體脂率過低，更會出現經期紊亂、皮膚
粗糙、頭髮沒有光澤或易掉髮…等問題，相較於一般女性，在外型視覺上，
女性特有的澎潤感並不明顯，換句話說會缺乏了一點女人味喔。

那麼，脂肪是如何形成的呢？我們每次吃下肚的食物在體內會轉換成能量儲存，儲存區又分為「暫存區」和「永久區」，一開始能量會轉成肝醣被放置在暫存區（肝臟和肌肉），作為下一餐之前的儲備。當吃進去的熱量在暫存區中無法完全被消耗時，就會轉換到永久區做儲存，而永久區的儲存方式就是將能量轉化成脂肪。當身體長期處於「攝取熱量大於被消耗的熱量」，這時永久區的脂肪就一直累積，變成體脂肪過高的狀態。

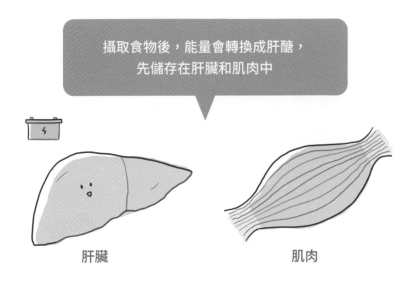

攝取食物後，能量會轉換成肝醣，
先儲存在肝臟和肌肉中

肝臟　　　　　　　　　肌肉

**但儲存空間是有限的，大約 400 公克，
多餘的能量就會變成脂肪被儲存起來！**

當過多脂肪存在不該存在的地方時，血脂、皮下脂肪（用手捏皮膚時，能捏得起來的部分）、內臟脂肪（在器官周圍，必須使用儀器做測量）都有變多的可能。當血脂太高，易增加罹患心血管疾病的風險；皮下脂肪太高，很容易變胖、代謝變慢；內臟脂肪過高，則易形成脂肪肝或其他器官也被脂肪包覆住，其中最難減且不易完全測量的就屬內臟脂肪。

◎ 脂肪細胞體積影響了你易瘦還易胖

脂肪細胞會隨著人體生長、老化而改變「體積大小」及「數量」。在幼兒期和青春期時，脂肪細胞數量逐漸增加，如果這兩個時期都常吃高糖分高油脂的加工食物，就易形成即便長大後也不易瘦的體質。不過小時候瘦瘦的，也不見得成年後就沒有變胖風險，若飲食及生活習慣長期處於負循環，會讓脂肪細胞體積撐大並長存於體內，脂肪細胞一旦變大到某種程度就不易立即縮小，所以減重才如此困難。

另外，女性在懷孕期間，因為荷爾蒙變化而影響食慾和食量，以及母體為了保護胎兒健康，脂肪細胞數量也可能增加（大多集中在腹部、臀部、大腿、手臂…等），這就是為何有些女性在孕期變胖很多，使得產後體重很難降下來的緣故。

脂肪細胞大 v.s. 脂肪細胞小

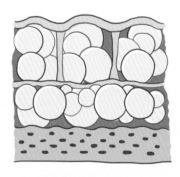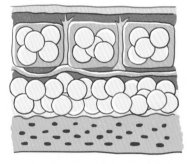

脂肪細胞被撐大後就不易立即縮小，尤其是 BMI 值超過 30 的人要特別注意。一般需要透過調整飲食內容及營養素比例，好讓脂肪細胞慢慢變小，而這樣的過程得花費一些時間。

陪你初步檢視自己是不是胖體質的高風險族群

Q1　長期睡眠不足

Q2　經常大小餐

Q3　餐餐外食

Q4　蔬果攝取不足

Q5　有便秘問題

Q6　工作壓力大

Q7　不愛運動的久坐族

Q8　三餐不定時定量

Q9　長期偏食

Q10　喝酒

Q11　愛吃零食甜點

Q12　愛吃油炸物

Q13　工作需要久坐久站的族群

如果以上狀況都是你的日常生活，建議開始著手改變飲食，以免讓身體進入負循環！

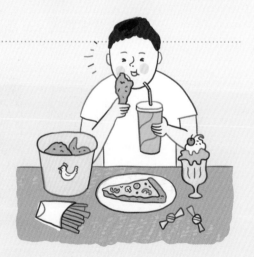

▶ 減重前，了解自己的身體狀態很重要

　　脂肪細胞的變大絕非一天就能造成，所以初次來營養門診的個案，我通常會詢問「最高及最低體重」、「體重變化的幅度」、「用過什麼減重方法」、「是否懷孕過以及孕期體重變化」…等，並且測量幾種數據來綜合評估身體狀態，包含身體質量指數（BMI）、體脂肪率、內臟脂肪級別。而這三種數據同時也是讀者們能蒐集成為制定減重計劃的參考資料，了解這些是為了讓你先設定合適的減重目標與減脂速度。

1・身體質量指數（BMI）＝ 體重（kg）／身高^2（m^2）

定義	身體質量指數
正常範圍	18.5～24
過重	24～27
輕度肥胖	27～30
中度肥胖	30～35
重度肥胖	35 以上

2・體脂率 ＝ 體脂肪重（kg）／總體重（kg）×100%

	30 歲前的體脂率 （健康範圍）	30 歲後的體脂率 （健康範圍）	只要超過 就算肥胖了喔！
男性	14%～20%	17%～23%	25% 以上
女性	17%～24%	20%～27%	30% 以上

3‧內臟脂肪級別

　　內臟脂肪環繞在腹腔及腸胃周圍，需透過精密儀器才能測量出這部分的脂肪具有保護、支撐和固定內臟的作用，但如果超標，則容易產生慢性疾病。

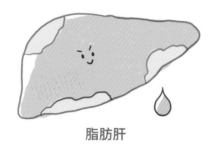

脂肪肝

定義	內臟脂肪級別
健康	4～5 以下
可能有脂肪肝	9 以上
急需減重	15 以上

註：如果是家用的機器，數據可能會不同。

　　以往談到減重時，大家最在意的是體重，近年來健康意識更加提升後，開始在意起體脂率以及內臟脂肪。內臟脂肪是影響「減重速度」與「瘦得好不好」的一大關鍵，內臟有如機器中的馬達，若過多油脂包覆就會卡住，使得人體運作不順利、不正常，特別是肝臟的部分。在診間，我常看到內臟脂肪高的個案通常滿愛吃精緻糖或加工食品，也就是甜點、麵包、零食、高糖分飲料…等，他們不一定食量大，其實一整天吃的量不多，但餐食內容有問題而讓脂肪不斷合成並堆積；另外還有長期運動不足、睡眠不足、工作壓力大的族群，以上的飲食及生活習慣都會帶給肝臟許多負荷，肝臟中的老廢物質和毒物一直清不完，導致身體的代謝率下降，脂肪消耗也跟著變少。

如果你近來發現以前少吃一兩餐就會瘦，現在就算每天吃得少少也會變胖，而且腰間肉越來越明顯、肚子突出來，或是發現健檢數字的三酸甘酸脂過高，就要好好關心是否有內臟脂肪過高的狀況。

○ 男女大不同！男女性的肥胖差異

體脂肪與生理性別也有關係，每個人體內都同時擁有雄性荷爾蒙與雌性荷爾蒙，但男性的雄性荷爾蒙偏多，使得他們的體脂率比較低，女性的體脂肪率就比較高。這意謂著，男性的肌肉量天生就比女性來得多，正因為肌肉量多，他們體內的能量暫存區也會比較大一點；就算吃下相同份量及熱量的食物，男性消耗熱量的速度就比女性快一些。

根據平時諮詢的個案資料統計，有些男性四肢不胖但肚子大大的，而且通常是手捏不起來的脂肪（用手就能捏起來的，是皮下脂肪），這就屬於「內臟脂肪」，也就是俗稱的「啤酒肚」，腹部外觀是鬆鬆軟軟的，通常是體脂肪過高；而有些過了中年的男性，因為年紀增長使得軀幹脂肪也變多，外型看起來虎背熊腰。至於女性，因為雌性荷爾蒙的影響，脂肪特別容易堆積在腹部，也常見於臀部、大腿處，久了之後就容易呈現「梨形」的體態。

6 種常見的肥胖身型成因

接下來，我們先依據身體外觀來看，分析不同的肥胖身型背後代表了什麼樣的飲食習慣、身心狀態。此外，脂肪容易囤積的身體部位和家族遺傳也多少有些關聯，不妨觀察一下家人或家中長輩們特別容易肥胖的部位，可作為小參考。下圖依照脂肪堆積的常見部位，大致分成 6 種肥胖身型成因，但就長期的診間經驗來看，滿多人會同時符合兩種或兩種以上的型態。

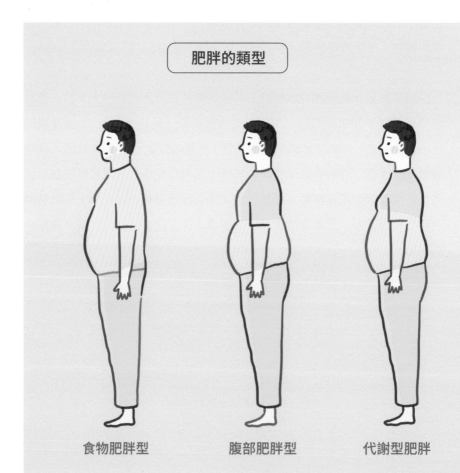

肥胖的類型

食物肥胖型　　　　　腹部肥胖型　　　　　代謝型肥胖

小知識

影響減重速度快慢的綜合因素！

人體的代謝快慢與肌肉量（包含生理性別、後天鍛鍊程度）、內臟脂肪息息
相關，同時受到內分泌系統運作的影響，所以就算是相同肌肉量的兩個人，
代謝力也有所差異，減重快慢也自然不同。

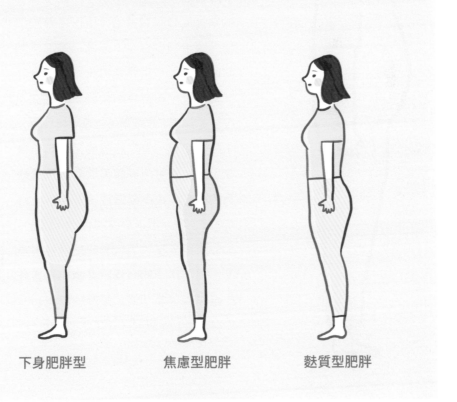

下身肥胖型　　　　　焦慮型肥胖　　　　　麩質型肥胖

1　食物肥胖型

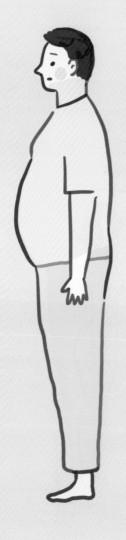

這類族群對於食物的依賴度高，但必須感覺到強烈的飢餓感才會進食，甚至會吃到停不下來的類型。在診間常見到的個案，像是業務、媒體工作者，他們白天可能工作忙到沒時間吃飯也不覺得餓，工作時靠腎上腺素分泌撐著，但下班後會整個大放鬆，飢餓感也隨之出現，這時就會出現「暴食」現象。

這種餓了一整天的狀態，身體會極度缺乏能量和營養素，所以才導致工作結束後想要暴食。建議這類工作形態的族群，一定要在白天適時進食以補充能量，如果真的忙到不可開交，花個 5 分鐘吃顆茶葉蛋，或喝杯豆漿、牛奶也可以，若吃些營養密度高的食物更佳，能避免身體長期處於能量缺乏的狀態，也不易造成放鬆後大吃特吃，讓腸胃狀態過於極端而產生不適。另外這類族群也很容易忘記喝水，通常水喝不夠多的時候，身體也容易釋放讓你誤以為「渴」是餓的感覺，所以再忙也要提醒自己多補充水分。

2 腹部肥胖型

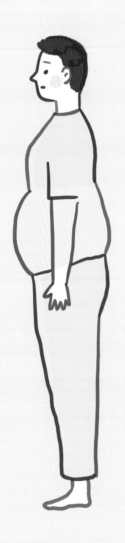

腹部肥胖的困擾最常出現在年過30歲的久坐族身上，長時間坐著辦公且不愛運動、熱量無從消耗，加上坐著的姿勢不正確，容易造成腹部突出的身型。

這類人不見得食量很大，正餐可能吃得不多，但會吃一些 NG 食物，例如：零嘴甜點、高澱粉、油炸食物、洋芋片、手搖飲、冰品、麻辣鍋、滷味、高油便當…等，屬於體脂肪特別容易過高的「泡芙人」。有一部分的人還會加上暴飲暴食，由於腹部肥胖和內臟脂肪大多有關係，是屬於非常需要減脂的族群。

這類型的肥胖原因與生活型態有關，建議把飲食改為定時定量，不要大小餐，以減少對於高糖食物的渴望，若能控制總醣類攝取量會更加理想，三餐避免吃太多精緻食物或空熱量的食物，同時適度加入一些日常運動，以增加身體的代謝率。

3　代謝型肥胖

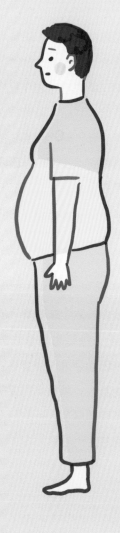

前面文中提到的「啤酒肚」就屬於代謝型肥胖，通常以男性居多。有些男性的食量不一定很大，但喜歡飯後來瓶啤酒或餐間以酒佐餐，同時又缺乏運動，長期下來就會養出明顯的肚子。另外，有些產後瘦不下來的女性，以及反覆試過不同減重法卻又不斷復胖的人，因為體重經常上上下下，也容易變成代謝型肥胖。通常，代謝型肥胖的人罹患三高、糖尿病的機率也比其他類型來得高，因為這類型的族群通常也有內臟脂肪偏高的問題。

如同前文提到的比喻，內臟器官就像機器的馬達，運轉久了多少會卡些油在上頭，如果油越卡越多又沒有清理，馬達的轉速就會越來越慢；長期轉速很慢的情況下，堆積的油更難清掉，代謝型肥胖就是這樣的情況。建議這類族群回歸正確飲食之外，把飲酒的量逐漸減少，再搭配規律運動，同時也觀察一下自己是否有長期睡眠不足、會不自覺清空桌上的食物⋯等習慣。

4 下半身肥胖型

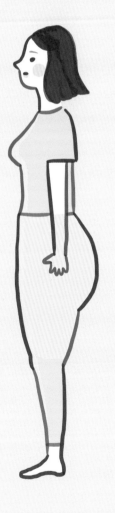

這類型的肥胖以女性居多，大部分原因來自於家族遺傳，或是下班後很喜歡當「沙發馬鈴薯」追劇、吃零食、喝酒，習慣呈現完全放鬆的坐姿躺姿，不太喜歡做運動。脂肪很容易堆積在下半身，使得臀部看起來特別大。

但完全相反地，也有一群女性是食量大的運動愛好者，尤其是使用下半身肌肉的運動，例如：馬拉松，踩飛輪…等，因此使得下半身肌肉比較發達。一旦飲食不注意而使得體脂率過高時，發達的肌肉再加上脂肪，會顯得下半身外型比較厚實。我會建議這類族群稍微調整運動型態，在運動菜單裡加入一些鍛練上半身的運動項目，好讓全身肌肉分佈均勻，就不會著重在某些部位，然後控制澱粉量的攝取，降低脂肪囤積的可能性。

5 焦慮型肥胖

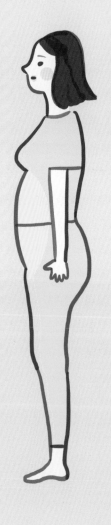

主要是因為焦慮而導致的肥胖，我通常會稱這類族群的人是「冤枉肥」。依診間經驗，他們的身體原本就有些健康狀況，例如：長期失眠、甲狀腺分泌失調…等，倒不一定是食量大，卻很容易因為健康狀況的緣故，或是生活中有很多壓力來源無法排解而引起焦慮，導致營養極度失衡的狀態。在診間個案裡，通常是從事公關業、金融業、需輪班的工程師、護理師…這類族群居多。還有一種是完全相反的族群－沒有工作的人，正沒有工作而讓生活缺乏重心，可能白天睡太飽導致晚上睡不著，對於生活晝夜的節奏感很模糊，也沒有定時用餐，也易形成焦慮型肥胖。

我曾經遇過一位焦慮型肥胖的個案，他覺得自己已經吃得很少了，但為何都瘦不下來？因為他很焦慮自己的體重，所以在吃的方面極度克制，甚至不太會有餓的感覺，但殊不知就是因為太克制、吃得太少，導致身體長期營養不足，代謝機制被關閉了，變成即便吃得少卻依然瘦不了的狀態。對於焦慮型肥胖的族群，我會先幫他們規劃出正常的作息時間表，時間到了就定時用餐，讓飽足與飢餓感的規律性出現後，才能啟動身體已經被關閉的代謝機制。

6 麩質型肥胖

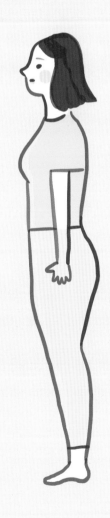

顧名思義，麩質型肥胖的族群特別喜歡吃麵包、麵食類的食物，他們通常還會伴隨下半身水腫的困擾。這類型以女性居多，仔細觀察她們的飲食習慣，就會發現澱粉類可能高達餐食內容的 8 成左右，但她們往往不自覺，甚至有些人會說：「我都沒有吃飯啊」，但可能從麵包甜食或含糖手搖飲中不知不覺攝取了大量醣類，使得她們對於蛋白質與好油脂的攝取量不足。

建議這類型的朋友要認真控管每日每餐的澱粉攝取，而且要吃進足夠的蛋白質。另外我也注意到這類型的個案，如果嘗試戒掉奶製品、麥類食物，有時馬上就很容易瘦下來，因為他可能對這類食物過敏但不自覺，減掉這兩類食物後，體重減了，過敏不適也不見了。其實，麩質型肥胖的族群比較適合東方飲食，也就是改成吃米飯、地瓜、未精緻的全穀雜糧類，少吃麥類製品能獲得一定程度的改善。

▶ 減重期間，為自己做長期記錄做觀察

除了從體態身型觀察造成肥胖的可能原因，更精準的方式是以儀器做測量，尤其是想減重的朋友，了解分析身體的組成，包含「骨骼肌量」、「體脂肪重量」、「內臟脂肪」…等數據是很重要的，不僅能更精準地制定減重計劃，還能依身體變化微調減重對策。前文有提過，內臟脂肪是一個重要指標，因為它與現代人常見的代謝疾病有很大關係，內臟脂肪的多寡決定了你能不能成為瘦體質、日後是否容易復胖都有關。目前可以測量分析身體組成的方式，大致有兩種：

❶ 電腦斷層掃描

測出來的結果最為精細，但這種儀器只有大型醫療院使用，而且通常用來測量疾病，鮮少用來測量身體組成，費用偏高。

❷ 生物電阻抗分析

最常見的是韓國品牌──Inbody，是一種身體組成分析儀器，藉由輸入少量電流到人體，測量電阻來推估身體組成之比例，包含肌肉量、脂肪量、水分…等，亦可測量軀幹的個別肌肉量，健身房、健身中心或減重診所經常使用。但不同品牌的電流數量不同，所以測量結果會不太一樣。一般的家用體脂計也屬於這類型的機器，但家用體脂計的電流組數較少，測量的數據也會有所不同。

若沒有儀器但又想要估算體脂肪是否超標的人，也可用「皮下脂肪夾」或計算「腰圍臀圍比」來推估自己是否有體脂超標的疑慮。皮下脂肪夾是測量腰部、手臂、大腿…等部位的局部脂肪厚度，也可導入公式推算出全身的體脂肪，但僅能得知皮下脂肪厚度，無法得知內臟脂肪是否過高。至於腰圍臀圍比，可以參考以下標準，男性與女性所算出來的數據分別大於該區間的話，除了體脂肪可能過高之外，罹患心血管疾病或代謝疾病的風險也比較高。

> ● 男性腰臀比需小於 0.9（腰圍／臀圍）
> 　或是 腰圍小於 90 公分（約 35.4 吋）
>
> ● 女性腰臀比需小於 0.8（腰圍／臀圍）
> 　或是 腰圍小於 80 公分（約 31.5 吋）

　　在診間常遇到許多個案說，明明有買體脂計也經常測量，但到診間測量 Inbody 時，很訝異為何跟家裡量的數據不一樣？又或者會說，上次在健身中心量的數字沒有這麼高啊！數據會有差距，是因為每台測量儀器設定的刻度不同，舉例來說，也許機器 A 是以 1～20 的刻度來測量，而機器 B 的設定卻是 1～10，兩者測量出來的數據結果就會不大一樣。

　　在減重期間，建議大家養成每天量體重體脂的習慣，若可以的話，買一台體脂計為自己做長期記錄。建議早上起床如廁後、還沒喝水的情況下，穿固定一套衣服（或只穿內衣褲、不穿衣皆可），固定選用一種方式來量體重體脂並寫下來，以了解變化曲線。

因為人體是處於「動態平衡」，隨著你的飲食內容、飲水量、流汗、運動量、排泄、睡眠…等而改變，有時一天之中的體重相差有 1 ～ 2 公斤不等，所以要改用「每週數據」來檢視、找出最低的一次，若長期觀察後發現每週最低的數字是呈現逐漸往下的走勢，表示身體已經進入減重節奏中。除了每天在家量體重體脂之外，也可以定期每個月或 1 ～ 3 個月量一次較精準的 Inbody，了解自己體脂率、內臟脂肪、水分含量的變化，進而檢視是否需要調整飲食內容。

建議測量體脂來搭配體重做觀察的原因是，有的人是「瘦胖子」，也就是雖然體重在標準值，實際測量後發現體脂率比想像中還高，這時就可以進一步看看哪些食物的挑選或生活習慣需調整，讓減重計劃更順利。

有一位女性個案是有小孩的年輕媽媽，她的身高 158 公分、體重 56 公斤，外觀看起來看似不是極度肥胖者，但體脂率卻高達 37.5%，我幫她測量 Inbody 之後，連她自己都被右頁的數據分析嚇到！原來這位媽媽平時要趕著上班，下班後又要接送、顧小孩，導致三餐長期不正常，早餐和午餐常略過不吃，一早起來忙到下午才吃，而且吃的東西都是高糖高油脂的點心，加上她沒有運動習慣，使得肌肉量不足、體脂肪卻節節上升。

我們建議她先戒掉含糖飲料和精緻澱粉，改成多吃好的蛋白質及富含纖維質的碳水化合物，1 個月後她的體脂率緩緩改變。她很認真的繼續實行之後，到了第 2 週，體脂率下降 2%、體重也隨之變輕，最令她開心的是肌肉慢慢長回來，代表終於打破舊有的負循環。像她這樣的飲食方式、生活作息的人真的很多，接下來我們就來了解，還有哪些原因會讓你的代謝力下降，甚至關閉而進到負循環！

1 身體組成分析
身體中的水分、蛋白質、骨礦質及脂肪…等重量。

2 肌肉脂肪分析
可以訓練的肌肉量。根據體重、骨骼肌重和體脂肪重的數據,常見體型會分成I、C、D型這三種。像這位個案是呈C型,體重和體脂肪重都較高,肌肉量則相對不足。

3 肥胖分析
包含BMI指數與體脂率,其中體脂率代表了體脂肪佔身體的比例。

4 部位別肌肉與脂肪分析
身體五大部位的細部肌肉與脂肪分佈。

5 基礎代謝率
代表身體維持生理所需的熱量(包含心跳、呼吸、散熱…等)。基礎代謝率越高,代表消耗的熱量也越高,比較不容易變胖。

6 腰臀圍比
腰臀比代表腰圍與臀圍的比例,這部分與內臟脂肪含量有關。

7 內臟脂肪級別
代表內臟脂肪的含量等級,這部分很容易被忽略,因為從外觀不易判斷,許多四肢瘦瘦的人,內臟脂肪不見得就比較低喔。

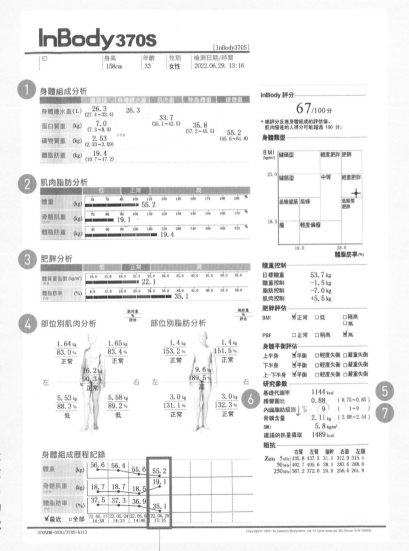

因為飲食改變後,此個案的肌肉明顯增加,體脂肪也下降了。

21
天
代
謝
回
正
飲
食

▶ 代謝機制為何被關閉，又如何再啟動

　　有減重、減脂需求的人多半都有代謝變慢甚至是停滯的問題，以致於體脂率一直無法下降。想要順利減重、消除體脂肪，第一步就是重新找回代謝力，讓代謝機制再次被啟動！代謝力取決於飲食、睡眠、壓力、內臟脂肪多寡，這四者環環相扣。

　　由於現代人普遍壓力大，而壓力會影響飲食及睡眠，一旦飲食及睡眠不佳，荷爾蒙分泌就容易逐漸失調，例如：女性的生理期不來、出現甲狀腺亢進或低下的狀況；同時，內臟脂肪增加的機率也隨之提高。為了避免上述的問題產生，首要找出你的壓力源，然後同時改善飲食和睡眠，避免身體落入負循環之中。健康的飲食就好比是營養注入，睡眠則是幫助人體修復細胞，兩者相輔相成。如果營養注入很多，但沒有睡眠時間做修復，就會徒勞無功；相反地，如果睡眠足夠但不注重飲食，身體修復細胞的能力就無法強大，唯有兩者都兼顧到了，代謝機制才不會被關閉。

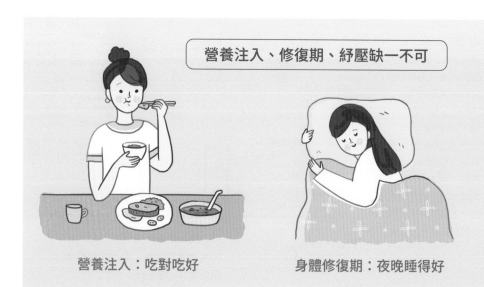

營養注入、修復期、紓壓缺一不可

營養注入：吃對吃好　　　　　身體修復期：夜晚睡得好

造成人體代謝力變差的原因！

營養素不足
飲食習慣

與平時的飲食習慣有關，吃的食物種類太單一或不夠多元，長期下來使得巨量營養素不足，就連微量營養素（礦物質、微生素）也缺乏，人體為了自保，代謝機制的效能會減弱，甚至自動關閉。

荷爾蒙失調
壓力大、睡眠差

長期處於高壓狀態且無法排解的話，會轉嫁到飲食慾望以及影響睡眠品質。當壓力賀爾蒙上升，生長激素的分泌會減少，進而使得飢餓素上升、瘦素下降、皮質醇上升，不知不覺中變成易胖體質。

熱量消耗不夠
不愛運動

當然不是每個人都需要大量運動，但有定期運動的人會讓吃進去的熱量被消耗掉。同時，適度且規律的運動有助於紓壓、讓夜晚好入眠，並且增加讓人變快樂的多巴胺和血清素。

代謝變慢，甚至機制被關閉！

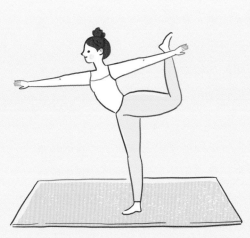

紓壓：運動增加熱量消耗，
以及分泌腦內啡

▶ 影響代謝力的 4 要素： 飲食、壓力、睡眠、運動

我常和來診間諮詢的個案說：「飲食、睡眠和適度增加運動是啟動並維持良好代謝力的三大要素」，而飲食又比睡眠、運動來得更加重要。但往往從個案分享的故事中發現，這三項常被生活中不斷累積的壓力所淹沒，以致於大家把飲食、睡眠、運動都犧牲掉了，長期下來身體不堪負荷，只好如實地反應在體態變化上，提醒你是時候該好好照顧自己了。以下從個案的故事來切入，分享關於飲食、睡眠、運動的觀念，陪你思考看看如何做些生活調整。

❶ 飲食 —— 少吃不會讓你變仙女，吃好吃飽才是關鍵

體型不算太胖的小美在大醫院擔任護理師，某次診間諮商時，她說自己有個很大的困擾，就是每次生理期前就想暴食，加上處於高壓的工作環境中，讓她在這段期間控制不了大吃的慾望。但等到生理期後就明顯發胖，加上暴食的罪惡感讓她接下來幾天都會禁止自己吃太多，每個月一直影響減重計劃的進度。此外，平日工作量大的她，常常一整天都沒吃東西，當工作結束後，壓力逐漸消失，這時高度飢餓感就會襲來，忍不住開始吃大量的精緻澱粉、高熱量食物來彌補白天的營養缺口，這樣的負循環讓她的體重無法確實下降。

我安慰她，女性在生理期前的黃體素分泌旺盛是很正常的，因為那時候子宮正在培養一個適合受孕的狀態，食慾自然比較強烈，因為身體在那時特別需要補充營養。我建議她，在白天工作時試著正常飲食，如果工作實在太忙而沒時間吃飯，至少吃幾個茶葉蛋、水煮蛋或其他營養密度高的食物，來取代空熱量的珍珠奶茶或高糖食物，讓身體有被滿足到，工作起來

也比較不會心情差，也減少收工後一下子的放鬆而產生過度飢餓的感覺，幫助降低想要大吃特吃的慾望。此外，這樣的飲食調整也避免讓她在生理期後有罪惡感而不敢正常吃，生理期後正是該好好補充營養、重新造血的重要時刻呢！

我也遇過很多個案都坦言，在感受到壓力時會很想要享受一頓美食大餐，用餐的當下是很滿足，可是用完餐後又產生過食的罪惡感。這個罪惡感在無形之中會增加身體的壓力，如此一來，不但壓力沒有真正得到解除，反而讓身體進入了負循環難以改變。

心情不好就暴吃，你中了幾項行為？

NG 無法控制而吃進過量食物

原因▶ 每日熱量攝取過低或是營養不足

NG 暴食用餐時都是獨自進食

原因▶ 可能是壓力累積或大小餐

NG 常常大吃大喝後被負面情緒淹沒

建議▶ 找出壓力源，改以健康方式紓壓

NG 暴食持續 2 個月，每週至少發生 1 次以上

建議▶ 改變用餐習慣，重拾你與食物的良好關係

當身體需要食物滿足時，你是「唯一」有主權決定要給予它什麼食物的人，想吃的當下可以選擇原型食物、營養密度高的食物，讓身體減少失控的可能；或是隨著慾望給它空熱量的加工食品，但隔天又陷入後悔，長期處於自己不樂見的無限循環中。

	超級加工食材 NG 版	營養的原型食物
早餐	麵包、含糖的精緻麥片／穀片 奶茶（使用奶精）…等	地瓜、希臘優格、 無糖優格、蘋果 水煮蛋…等
午餐	披薩、水果罐頭、餅乾 蛋糕泡芙、含代糖汽水 珍珠奶茶…等	雞胸肉、生菜沙拉、芭樂 番茄、小黃瓜…等
晚餐	油炸食物（炸雞、鹹酥雞…等） 醃漬類水果、泡麵…等	鮭魚、花椰菜、糙米飯、 豬里肌、低脂海鮮…等
零食	洋芋片、巧克力、糖果、下午 茶鬆餅…等	堅果、海苔、零卡果凍、 蒟蒻乾…等

② 睡眠、壓力 —— 睡不好、飢餓感、易便秘容易找上你

當睡眠品質不好、睡眠時間不足時，容易產生壓力荷爾蒙，一旦壓力荷爾蒙上升，生長激素的分泌就會減少。會導致飢餓素上升、瘦體素下降，以及增加皮質醇的分泌，加上沒有飲食控制的話，脂肪就容易纏著你不放。一般來說，睡眠品質好的人不一定壓力很大，但壓力很大的人通常睡不好，而睡不好就可能造成荷爾蒙分泌失衡，所以要回到根源，思考你的壓力源到底是什麼。

想要變瘦的人，常忽略掉睡眠是必須被重視的事。趁著睡眠期間，人體進行細胞修復及再造新生，有些人沒睡好會容易便秘、皮膚變差，或是在白天的情緒和專注力都變得很不好；有些人則是因為晚睡，導致飢餓素上升，想吃邪惡食物的慾望大大增加，攝取高熱量的食物來刺激腦部生成快樂素，吃的時候讓人誤以為很紓壓、很滿足。事實上，長期的慣性熬夜會帶給身體壓力，易使身體啟動防禦機制，開始積極儲存脂肪作為預備能量，因此在這種情況下又吃進高熱量食物的話，可以想見多麼容易變胖。

自覺睡眠品質不佳、不易入睡的人，不妨在睡前給自己一段安靜的時間，培養專屬的「睡前放鬆儀式」，以聽覺和嗅覺來進入睡前情緒。可於睡前 1 小時，先遠離 3C 產品，特別是讓交感神經過於亢奮的手機畫面，改成撥放喜愛的輕柔音樂，或能幫助放鬆的背景音樂，讓身體知道「即將要睡覺休息」的訊息。希望儀式感再強一點的人，可以點上香氛蠟燭或塗抹舒服味道的乳液，或以按摩用的精油輔助，讓睡眠環境的塑造更完整。像我自己比較敏感、是易受到工作或雜事干擾的體質，所以都提早於睡前 2 ～ 3 小時慢慢沉澱身心，減少耗腦的思考，也不預約明天的煩惱。大家不妨多觀察有助於自己入睡的方式，像是洗熱水澡、柔軟身體的伸展運動，都有助於降低壓力荷爾蒙。

如果希望透過飲食稍微幫助睡眠，可在睡前 1～2 小時吃一點水煮蛋、堅果、香蕉（直接吃或稍微搗成泥加熱，也能和牛奶一起打汁），或是喝 200ml 的牛奶，食材中的色胺酸可幫助身體放鬆、增加血清素，讓夜間較好入眠。

③ 運動 ── 就算沒有運動習慣，也可從增加活動量開始

除了飲食、睡眠的重新檢視之外，適時地加入運動也有正面影響。我會建議原本沒有運動習慣或是不愛運動的人，不用勉強自己立即開始運動，不妨改從提升活動力、增加活動量開始就好！像是搭公車的時候，提早兩站下車，改用走路到達目的地；或是散步、快走到超市或市場買菜，或和親友一起玩 Switch…等，甚至是早晨起床、睡前做做簡單伸展，總之先用「有興趣的方式」逐漸增加白天的活動量。

至於有運動基礎與習慣的朋友，當然就持續保持下去，鼓勵你多嘗試一些不同的運動，最理想的是有氧運動搭配無氧運動，增加肌肉量，才能讓每日熱量被消耗，長期維持代謝力。

不同運動的熱量消耗（以 30 分鐘為例）

自由式游泳	蛙式游泳	拳擊	慢跑	跳繩
消耗熱量	消耗熱量	消耗熱量	消耗熱量	消耗熱量
525 大卡	**354** 大卡	**342** 大卡	**282** 大卡	**270** 大卡

註：以上消耗熱量仍會根據個人身體狀況而有所差異。

飲食、壓力、睡眠、運動對於代謝力的影響

飲食
營養充足、定時定量　　　　　　　　代謝力 UP!
暴飲暴食、極端飲食、吃太少　　　　代謝力 DOWN

壓力
找出壓力源，適時紓壓　　　　　　　　　　代謝力 UP!
壓力無法排解，壓力荷爾蒙不斷增加　　代謝力 DOWN

睡眠
容易入睡、睡眠充足　　　　　　　　　　代謝力 UP!
淺眠、失眠、不易入睡、睡眠中斷　　代謝力 DOWN

運動
有固定運動習慣（有氧運動＋肌力訓練）　代謝力 UP!
沒有運動習慣　　　　　　　　　　　　　代謝力 DOWN

腳踏車	網球	乒乓球	跳 Zumba	羽毛球
消耗熱量	消耗熱量	消耗熱量	消耗熱量	消耗熱量
252 大卡	**186** 大卡	**159** 大卡	**255** 大卡	**153** 大卡

註：以上消耗熱量仍會根據個人身體狀況而有所差異。

④ 避免累積內臟脂肪 —— 微餓感能幫助燃脂

　　想讓內臟脂肪不堆積，先了解身體如何進行「燃脂」，透過順應人體的機制來擊退脂肪。人體在進食過後血糖上升，這時身體會分泌胰島素幫助血糖吸收至肝臟及肌肉中，讓血糖降下來；如果你經常血糖過高或波動太大，會出現胰島素阻抗，也就是雖然胰島素有分泌但利用率不佳，並沒有起到作用，血糖無法被吸收，胰島素只好更費勁地不斷分泌，這就是所謂的阻抗，就像手上有一百把鑰匙卻打不開門的窘境。因此建議餐與餐間距 5～6 小時，一方面讓胃排空並稍作休息，等待微餓感的出現，這時升糖素會分泌，開始使用醣類，接著就會燃燒到脂肪。但需要留意不能餓過頭，太過飢餓的話，身體會開始用掉肌肉，使得你的熱量暫存區變小。

　　有些人工作很忙而容易忘記吃飯，導致身體會用掉一點肌肉量，如果你平時就有運動習慣，犧牲一點還好，仍能靠營養補回來；但若你的肌肉量本來就不高，就要特別注意用餐定時定量。

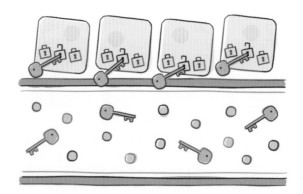

圖中的鑰匙代表胰島素，粉色圓形代表攝食後的血糖。當胰島素的濃度過高時（以鑰匙的數量過多來比喻），血糖濃度就會失衡，就算鑰匙很多，也無法順利開門（讓醣分進到細胞中被使用）。

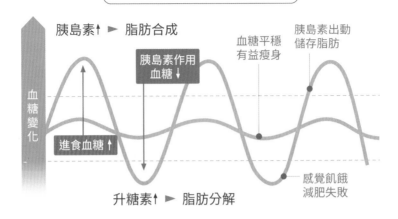

胰島素與脂肪的關係

胰島素↑ ► 脂肪合成

胰島素作用
血糖↓

血糖平穩
有益瘦身

胰島素出動
儲存脂肪

血糖變化

進食血糖↑

升糖素↑ ► 脂肪分解

感覺飢餓
減肥失敗

**讓血糖保持平穩，避免胰島素過度分泌，
較不易生合成體脂肪**

　　前文提過，容易有內臟脂肪的族群常會吃過多的加工品、精緻澱粉，使得脂肪囤積在肝臟、胰臟…等臟器。舉例來說，肝臟原本負責代謝膽固醇和解毒的工作，但過多脂肪以致於臟器浸潤，導致臟器無法正常運作、喪失功能，所以減少內臟脂肪十分重要！

　　為避免內臟脂肪累積，得確實少吃精緻澱粉，每餐攝取的澱粉量也不宜過多。減脂期間更要避免吃油炸物、無法分辨食材原貌的加工品，因為只要經過繁複加工就容易高油高糖，成為不易判斷的熱量，而影響減重計劃，以原型食物為主的餐食會避掉這部分的風險。另外，夜間的充足睡眠也有利於減少內臟脂肪生合成，減少熬夜帶給身體的負擔，讓臟器得以好好休息及修復。

　　接下來，一起來看看幾位個案如何改變飲食而成功減重、讓體脂率逐漸下降，在減重的過程中不但不覺得辛苦，身心的改變讓他們都很有成就感。

從飲食改變，戰勝體脂肪 ── 減重成功案例分享

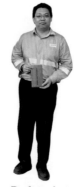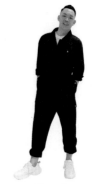

個案的飲食問題

- ·工作壓力大使得體重年年增加
- ·很容易覺得累、體力恢復慢
- ·健檢紅字連連、有重度脂肪肝
- ·爬兩層樓梯就覺得喘

Before!　　　After!

41歲禮丞·6個月成功減重**23.4**kg!

	減重前	減重後
體重（kg）	106.6 kg	83.2 kg
體脂肪重（kg）	37.2 kg	18.5 kg
骨骼肌重（kg）	39.4 kg	36.4 kg
體脂肪率（%g）	34.9%	22.2%
腹部脂肪分析	19.4 kg	9.5 kg
內臟脂肪級別（標準級別 4～5）	16	7

營養療程重點

禮丞三餐都外食，以早餐店、便利商店、便當為主，而且不清楚如何吃和配比才算是營養。我請他先控制攝取蛋白質和碳水化合物的量，他開始安排自己早餐吃水煮蛋、燕麥片、黑咖啡，中餐外食時不選擇炸物，每天吃足 5～6 份蔬菜，以及晚餐提前到 6、7 點前吃完，飯後外出散步增加活動量。兩個月後他的體脂率開始下降，原本中重度脂肪肝的他，減重不到 1 年再次進行健檢，發現數值變正常了，連脂肪肝也消除了。

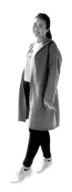
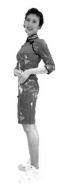

Before!　　　After!

個案的飲食問題

· 長期外食且不愛運動
· 工作壓力大、常熬夜
· 免疫力不好，很怕冷
· 頭髮易斷裂、皮膚不好

34歲景淇 · 7個月成功減重**11.6**kg!

	減重前	減重後
體重（kg）	68kg	56.4 kg
體脂肪重（kg）	25.4 kg	14.4 kg
骨骼肌重（kg）	23 kg	22.5 kg
體脂肪率（%g）	37.3%	25.5%
腹部脂肪分析	12.8kg	6.7 kg
內臟脂肪級別 (標準級別 4 ～ 5)	12	6

營養療程重點

景淇是典型的泡芙人，原本三餐外食，長期下來體脂率變很高，常常吃太多精緻澱粉，而蛋白質有時吃太多、有時又太少。決定減重後，她嘗試自己煮，並且搭配 211 餐盤飲食法，把食物種類放寬、改吃大燕麥片、地瓜…等未精緻的碳水化合物，練習餐食定時定量，餐間都有保持微餓感，以及晚上睡前 4 小時就不再進食。她減掉 5 ～ 10 公斤後，還自行加入喜歡的運動，幾個月後回診，發現體脂下降不少，但肌肉量卻一點也沒掉喔。

21
天代謝回正飲食

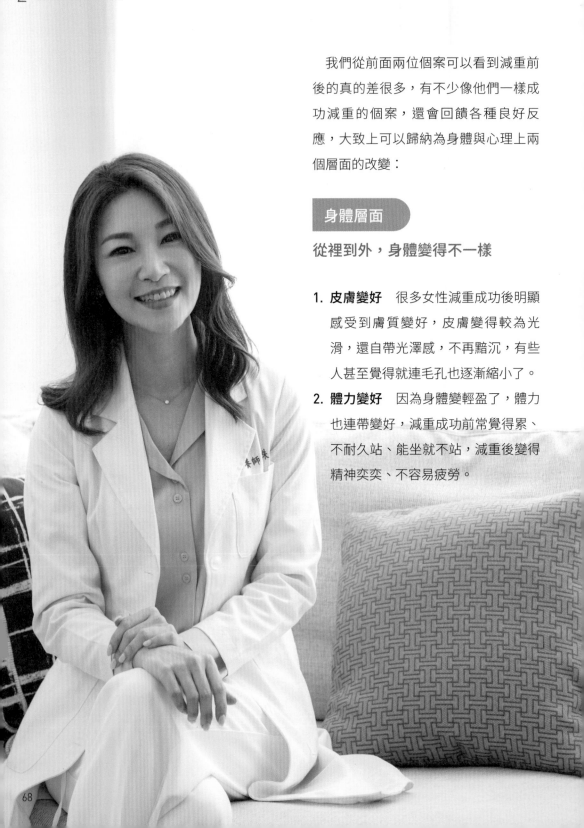

我們從前面兩位個案可以看到減重前後的真的差很多，有不少像他們一樣成功減重的個案，還會回饋各種良好反應，大致上可以歸納為身體與心理上兩個層面的改變：

身體層面

從裡到外，身體變得不一樣

1. **皮膚變好**　很多女性減重成功後明顯感受到膚質變好，皮膚變得較為光滑，還自帶光澤感，不再黯沉，有些人甚至覺得就連毛孔也逐漸縮小了。

2. **體力變好**　因為身體變輕盈了，體力也連帶變好，減重成功前常覺得累、不耐久站、能坐就不站，減重後變得精神奕奕、不容易疲勞。

3. **排便順暢** 營養素的攝取變得多元而完整，所以腸胃運作功能也回歸正常，加上每天喝足夠的水量，讓排便更順暢。困擾有些人許久的便秘問題，也隨著減重成功而消失了。

4. **睡眠品質提升** 因為減重開始調整作息，不僅提升了睡眠的品質，每天睡醒後也不會覺得昏沉疲累，起床後覺得充滿活力迎接一天的開始。

5. **不再吃什麼就發胖** 建立了健康的飲食習慣及擇食觀念後，會讓身體進入正向循環，吃東西不再小心翼翼、無故暴食，以及偷吃食物後充滿罪惡感。

心理層面

更喜歡自己了，從負面變正面

1. **帶來成就感、充滿喜悅** 順利減重成功，就像好不容易完成一趟登山之旅的成就感，覺得很快樂、很踏實，而且是能長期維持的正向感受。

2. **變得更有自信** 持續的毅力與堅持讓外型改變了，能嘗試想穿的衣服和打扮之外，面對工作或人際關係也重拾自信心，不再覺得自己事事無法達成。

3. **處理事情更有效率及規劃** 擺脫以往比較消極被動的心態，減重後無論工作或處理生活家事、瑣事都更得心應手。

4. **更懂得愛自己** 習慣用健康的方式對待身體，每天都能感受正確飲食帶來的好處，包含飲食習慣和味覺都改變了，因為想要更好，也開始認真規劃運動或下廚，為生活帶來正面影響。

5. **脫單找到另一半** 這個改變是我們在診間最常遇到的，有不少個案在減重成功後沒多久就脫單找到人生伴侶，不單單只是因為外型改變，減重後帶來的自信感也讓他們自然散發魅力。

21
天代
謝回
回正
飲食

Chapter

3

Healthy
Diet

減重前必知的
擇食素養

減重是讓負循環重回正循環

在診間，常聽到個案們分享自己嘗試的減重方式，其中最常見使用極端的減重法，例如長期只吃單一種類的餐食，以致於身心總是覺得不滿足。筠宜這位個案平時喜歡吃宵夜、晚餐常和朋友同學聚餐。她試過以水煮餐減重，當時從 64 公斤減到 52 公斤，但水煮餐沒什麼調味和變化，很容易吃膩，老是想吃垃圾食物或大吃大喝，所以明明認真減肥了，但體重卻很難維持住，不少女性上班族也像她有類似的困擾。

水煮餐不是完全不好或沒有效果，但容易缺乏好的油脂，食材種類也可能不夠多元。雖然每餐攝取的總熱量低，但是身體每天需要的「基礎代謝熱量」卻不足，使得身體落入負循環，同時無法抑制想多吃食物的慾望。一旦破功或體重回升了，就讓人加倍沮喪，無法長期維持下去。筠宜跟著營養師學著擇食後，改為攝取多種食物，盡量每天吃得不一樣，每餐吃得豐盛又飽足，令人開心的是，體重和體脂竟慢慢下降了，等到測量數值變化慢慢穩定後，就算偶爾喝杯手搖飲，心中也不會充滿罪惡感！

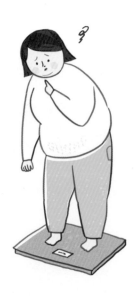

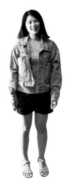

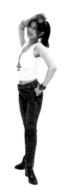

Before!　　　After!

・有長期吃宵夜的習慣，另外常
　有聚餐大吃的機會
・因為變胖而很容易流汗，以致
　皮膚常過敏、汗臭味明顯

28歲筠宜・1年成功減重**10.4**kg!

	減重前	減重後
體重（kg）	58kg	47.6 kg
體脂肪重（kg）	21.1 kg	9.9 kg
骨骼肌重（kg）	19.8 kg	20.1 kg
體脂肪率（%g）	36.3%	20.9%
腹部脂肪分析	10.2 kg	4.3 kg
內臟脂肪級別（標準級別 4 ～ 5）	10	4

營養療程重點

筠宜在餐廳工作，是很晚才下班的作息，常以宵夜當成晚餐，因為無法完全不聚餐，
我建議她用「平衡餐」來改善。平時進行減脂期的飲食方式，但在聚餐前三天或後
三天，每天少吃 200 大卡，先累積 600 大卡的空間，把空出來的熱量留給聚餐，
通常人體在進食後 3 ～ 7 天內可透過此方式截長補短。吃「平衡餐」的期間，除了
計算熱量外，蛋白質和碳水化合物的份量也要控制，更要攝取大量蔬菜，讓蔬菜的
能量和營養素幫助人體代謝。相較於其他個案，筠宜減的速度比較慢一些，但飲食
習慣終究有了正向的改善！

21天代謝回正飲食

◎ 會變胖，其實是身體營養不足的警訊

為了減重，許多人和筠宜一樣，覺得「減少熱量攝取」就好，其實變胖是一種「營養不足」的表現。可能大家會疑惑，不是吃太多、太營養才變胖的嗎？事實上，是吃進太多不需要的東西，身體沒有得到足夠營養素進行運作，形成營養缺口，進而使得代謝機制不再正常運轉。

我們常常選擇「想吃的食物」多過於「應該吃的食物」，而且在診間最常看到困擾個案的就是：「我知道要改變飲食，可是不確定要吃什麼、怎麼吃、吃多少才對」。人是雜食動物，所以什麼都要吃，就看怎麼選擇、放什麼到你的餐盤裡，唯有讓身體獲得來自不同食物的營養素，才能徹底解決飲食負循環衍生出來的所有問題，回到健康的原始狀態。我常和第一次走進診間的個案分享，想減重成功很簡單，只有一招，就是「吃對食物」，為你自己吃下對的食物、好的食物。人生很難，有很多事情是無法全權掌控的，但要吃進身體的食物，你能為自己做選擇、擁有絕對的主導權，這不是很令人開心的一件事嗎？

◎ 在意並懂得挑選每日每餐所食

有位個案第一次來諮詢的時候對我說：「我最愛吃速食，不能想像沒有漢堡薯條的日子」。我們陪著她規劃營養療程，她很認真的跟著實踐了幾個月，體重體脂也下降到一定的程度，有次回診她主動分享：「我前陣子去吃了速食，因為減重已經幾個月了，數字也很穩定，想說鼓勵自己一下，但沒想到以前我很喜歡的漢堡薯條，現在吃起來的滿足感沒那麼強烈了，速食已經不是我最喜歡的食物，我更喜歡現在的飲食方式」這是因為她恢復正確飲食後，無論身心或胃口都被確實被滿足到，因此食慾和味覺也逐漸跟著改變，身體從負循環走到了正循環。

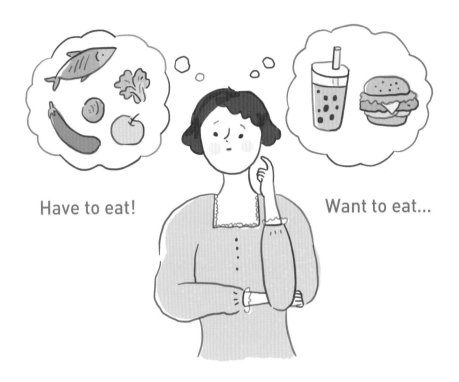

Have to eat!

Want to eat...

　　還有一位個案，他的職業是廚師，體重逾百公斤，平時工作忙碌且完全沒有運動，但接受營養療程3個月後，單靠飲食控制就成功瘦下20公斤。當然我不是鼓勵完全不運動，而是若先回到飲食面做改善，對於減重進程會有很大的幫助。我常以這位個案來鼓勵大家，先從飲食內容規劃開始，先學會吃得健康與掌握份量很重要，因為減重是80%靠飲食、20%靠運動，建立起「飲食素養」才能讓你「瘦用一生」。以下先了解幾個擇食觀念：

吃對，多選原型食物

很簡單辨別原型食物和加工食品的方式─是否能看到「食材原貌」。舉例來說，選擇雞肉，你可以看到它的原貌就是一塊肉；若選擇雞塊，它的外觀有一層裹粉炸過的皮，裡頭是絞過的肉和你不知道的內容物，這就是原型與加工的不同。加工食品的飽和脂肪較多，而且成分相對複雜，為了讓飲食單純化、增加攝食產熱效應，請優先選擇原型食物，因為身體每攝取 100 大卡熱量的食物，吸收過程會消耗其中 10% 的能量，而原型食物的營養素容易吸收，有助於減重。至於烹調方式的部分，以蒸、煮、煎、烤、燉、滷為主，減少過度高溫的烹調及過多調味。右頁將常見食物分為紅、黃、綠燈三類，幫助你選擇食物時有初步的參考及依循方向：

● 綠燈食物

最接近食物的原型，即加工烹調方式是最少的。建議綠燈食物至少佔一餐份量的 80% 以上。

● 黃燈食物

將食材做一些物理性的加工，例如將小麥磨成小麥粉，或把蔬菜醃製成泡菜。建議黃燈食物最多佔一餐份量的 10 ～ 20%。

● 紅燈食物

以高溫烹調食材加上再製的過程，例如：麵包、烤焙類糕點、各種加工食品…等，幾乎都有隱藏的油脂或糖分。其中高溫烘烤要特別留心，因為烹調溫度大幅超過 100°C 以上，因此營養素被破壞的程度會比較高。建議紅燈食物佔一餐份量的 5% 以下，盡量不攝取會更理想，因為加工食品的飽和脂肪比較多，而且大多是空熱量，也就是熱量高但營養密度低。

綠燈食物多吃、黃燈食物少吃、紅燈食物偶爾吃

	雜糧類及其製品	蔬菜類	水果類
綠燈 80-90%	地瓜、馬鈴薯、山藥、芋頭、南瓜、蓮藕、栗子、玉米、白飯、紫米飯、五穀飯、糙米飯、白粥、河粉、燕麥片、冬粉、米粉、紅豆、綠豆、皇帝豆	各式新鮮蔬菜，例如：深綠色蔬菜、菇類、瓜類、藻類	新鮮水果
黃燈 10-20%	白饅頭、白麵條餐包（無餡）五穀／黑糖饅頭白吐司、義大利麵漢堡麵包、芋頭糕麵線（無勾芡）、白年糕	醃漬蔬菜例如：醃小黃瓜、泡菜、酸菜	鮮榨果汁
紅燈 <5%	可頌、餐包（有餡）奶酥麵包、菠蘿麵包油條、豬血糕、泡麵、甜不辣、鍋燒意麵、油麵、王子麵、粉圓披薩、地瓜圓、芋圓	炸蔬菜番茄罐頭	果醬含糖果汁水果罐頭蜜餞果乾

綠燈食物多吃、黃燈食物少吃、紅燈食物偶爾吃

	豆魚蛋肉類及其製品	乳品類及其製品	飲料類
綠燈 80-90%	板豆腐、嫩豆腐 雞蛋豆腐、豆干 濕豆包、濕豆皮 無糖豆花／豆漿 一般魚貝類、雞蛋、 豬肉、牛肉、毛豆 雞胸肉、雞腿肉 羊肉、鴨肉、鵝肉	鮮奶、起司 無糖優酪乳 無加糖優格	無糖茶 無糖黑咖啡 無糖拿鐵 無咖啡因茶類 氣泡水
黃燈 10-20%	五花肉 秋刀魚 豬耳朵 豬頭皮 豬舌頭 內臟類	減糖優酪乳（代糖） 減糖優格 （代糖）	－
紅燈 <5%	香腸、臘肉、培根、 火腿、熱狗、貢丸 魚丸、油豆腐 百頁豆腐、魚肉鬆 炸豆皮、含糖豆花 豆棗、麵筋	調味乳 煉乳 養樂多 鮮奶油	含糖飲料 含糖蔬果汁

	點心類	醬料類	常見外食
綠燈 80-90%	75% 以上的黑巧克力 無調味海苔 零卡果凍 無調味堅果	和風醬 油醋醬	越式生春捲 清湯火鍋 壽司、御飯糰
黃燈 10-20%	微糖仙草 微糖愛玉 鱈魚香絲 蘇打餅乾 雞蛋糕	紅醬 青醬 胡麻醬 番茄醬 辣椒醬	蛋餅、肉包、三明治、小籠包、蘿蔔糕、無糖花生粉潤餅、碗粿（醬少）水餃、餛飩、鍋貼蒸肉圓、草仔粿自家炒麵／飯、捲餅、魚卵小龍蝦飯糰
紅燈 <5%	糕餅甜點類 冰淇淋 千層派 中式糕餅	粉紅／白醬 咖哩 千島醬 美乃滋 糖醋醬 凱薩醬 沙茶醬	蔥抓餅、蔥餅、米糕、燒餅、濃湯、羹湯、鮪魚沙拉三明治、肉粽、油飯、糯米腸、炸肉圓、鹽酥雞、炸雞、市售炒麵／炒飯、炸臭豆腐／春捲／湯圓

觀念 2 **吃飽，以維持基礎代謝率**

　　每日飲食的攝取量和內容組成關係到基礎代謝率是否良好，其中攝取量包含「吃多少、吃幾次的總和」。有些個案因為求好心切，希望趕快看到減重效果而吃得太少，尤其是碳水化合物攝取量不夠，不僅讓減重效果不好，反而流失肌肉量，長期下來使得基礎熱量越來越下降，容易越減越肥，這就是因為沒有吃到一天所需的基礎代謝率所致。通常我會針對個案一天所需的基礎代謝率來開立飲食建議，一方面維持基礎代謝率，一方面創造熱量赤字來達到減重成效。有許多網站能計算 BMR（基礎代謝率）、TDEE（每日熱量總消耗），建議大家先計算了解一下，有利於評估飲食內容及安排減重計劃。以下先了解它們各自的涵義。

TDEE（每日熱量總消耗）

　　是指人體一整天的活動量、基礎代謝、吃東西所消耗的所有熱量。但不同的生活型態所需的熱量不同，每天攝取的熱量與總消耗熱量相等時，比較不易變胖。如果我們每天吃的熱量等於 TDEE 的話，基本上體重會維持而沒有什麼變化，因此得創造出熱量赤字才能成功減重。

活動量	內容	TDEE 計算
久坐	長時間待辦公室，沒什麼運動	BMR*1.2
輕度活動	每週輕鬆的運動 3～5 天	BMR*1.375
中度活動	每週中等強度的運動 3～5 天	BMR*1.55
高度活動	每週高強度的運動 3～5 天	BMR*1.725

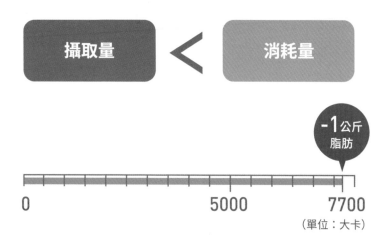

何謂熱量赤字？

攝取量 < 消耗量

-1公斤
脂肪

0   5000   7700
（單位：大卡）

食物提供的熱量是固定的，無論晚上吃或早上吃，只要在一天的基礎
熱量需求內即可。當熱量赤字累積達 7700 大卡，配合正常的生活條件
下，才會減少 1 公斤。

BMR（基礎代謝率／基礎代謝能量消耗）

　　人體在休息狀態下需維持新陳代謝的熱量，包含維持器官正常運動、體
溫、呼吸…等。基礎代謝率會隨著年齡增長或體重變輕而降低，卻會隨著
肌肉量增加而上升，因此肌肉量多的人，BMR 也比較好。

NEAT（非運動性的熱量消耗）

　　這部份是「日常活動所消耗的能量」，也就是並非刻意運動的時候，像
是站立、走路、打掃…等，大約消耗一天總熱量的 15% 左右。

TEA（運動性的熱量消耗）

這裡是指「運動所消耗熱量」，像是跑步、健身、游泳、打球…等，大概佔一天總熱量的 10% 左右，但視每個人運動情況仍有不同。

TEF（攝食產熱效應）

TEF 指的是「食物消化吸收所需消耗的熱量」，在三大巨量營養素當中，就屬蛋白質的攝食產熱效應最高，約佔攝取熱量的 30% 左右、碳水化合物約佔 6 ～ 8%、脂肪約佔 4%！三個加起來，大概佔一天總熱量的 5 ～ 10% 之間。

你可以先算出自己的 BMR，再透過 BMR 以及平日活動強度，進一步推算 TDEE；想要減脂的話，每天減少 10 ～ 20% 左右的 TDEE 為理想值。

算法：TDEE = BMR + NEAT + TEA + TEF

想要減重的人，每日攝取熱量要低於你的 TDEE，但得滿足 BMR，然後加上運動或增加一些活動量來消耗熱量，這是一個基礎公式，理論上每天減少攝取 300 大卡的熱量，26 天可以大約可減掉 1 公斤的脂肪。不過實際上會隨著你每天的作息、心情、飲食內容、喝水量，甚至女性還有生理週期的影響，而略有差異。每個人的身體狀態不同。有這樣的計算工具是能讓你清楚知道用正確的方式瘦得更快更好，如果藉此抓到瘦身節奏感的話，也有助於設定和執行後續目標喔。

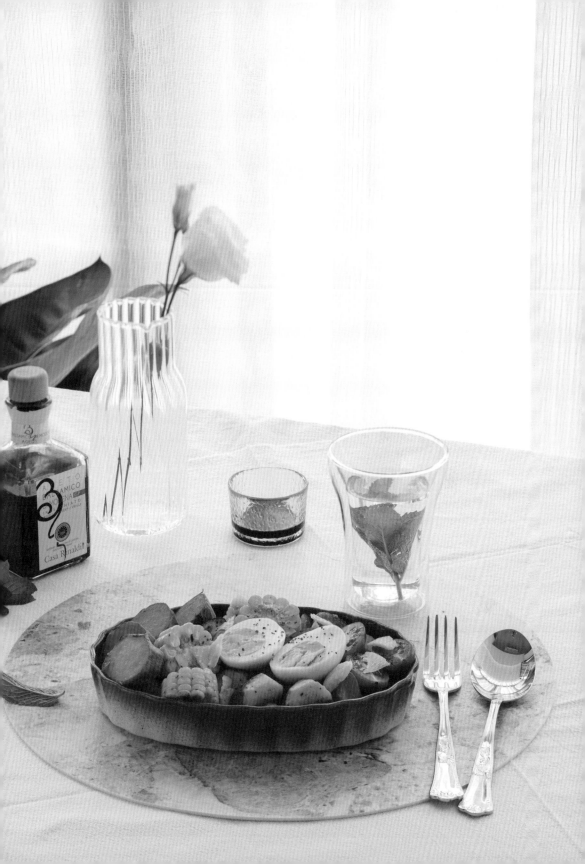

觀念 3　吃足，包含份量及食物種類多元化

　　了解自己的 BMR 及 TDEE 是幫助你制定減重計劃的自我評估，接下來是最重要的——把足量營養素放入每日每餐裡。我個人覺得「哈佛餐盤」對於大眾來說，是非常好記好實踐的飲食法，在診間我也常推薦個案們嘗試，或是採用更好記的「211 餐盤」幫助計算控制份量，在 Chapter4 會有更詳細的說明。至於在食物的選擇上，種類盡量多元為佳，大家不妨以彩虹食物的概念來為自己設計餐盤，因為視覺會先影響食慾，繽紛的顏色不僅增加胃口，不同顏色的食物中則有各自對應的營養素，例如：各種植化素，具有抗氧化、清除自由基的效果。

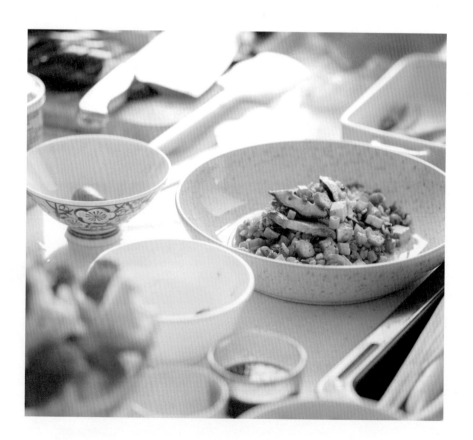

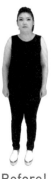 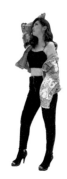

· 年紀漸長，感覺代謝變很差
· 有甲狀腺低下的情況，得吃藥控制
· 用過西藥減重也節食，但一直出現溜
  溜球效應

Before!   After!

38歲至妍·8個月成功減重**14.7**kg!

	減重前	減重後
體重（kg）	74.8 kg	60.1 kg
體脂肪重（kg）	37.1 kg	25 kg
骨骼肌重（kg）	20 kg	18.8 kg
體脂肪率（%g）	49.6%	41.6%
腹部脂肪分析	17.9 kg	12.8 kg
內臟脂肪級別 （標準級別 4～5）	20	14

營養療程重點

至妍曾用過藥物減重、常吃加工食品，所以代謝比較混亂、睡眠也不太好。在減重前期，花比較多時間陪她先矯正三餐定時定量，每餐吃足一定的營養素和比例。此外，她之前為了想瘦而不吃碳水化合物，所以我請她每天吃足 4～5 份（未精緻），攝取的蛋白質脂肪也不能太高，改吃低脂肉品或海鮮，多以原型食物取代加工食品。原本內臟脂肪很多的她，幾個月後慢慢下降，加上使用診間開立的褐藻素萃取營養品，雙管齊下讓她獲得改善，連帶睡眠品質也變好了。

吃少不如吃對吃飽，
認識餐盤裡的營養素

1．蛋白質（巨量營養素）

蛋白質是擔任修補與建構人體細胞的角色，所有內臟器官毛髮指甲都需要蛋白質，免疫調節也仰賴它才能順利運作，與脂肪和醣類並稱為「巨量營養素」。當身體缺乏蛋白質時，會造成免疫力低下、肌肉無力、貧血、掉髮、指甲異變、肌少症…等症狀，以及傷口復元速度也比較慢。蛋白質雖是每餐所需，但也不宜過量，攝取過多易造成腎臟負擔，可以用體重×0.8～1.2 公克來粗估計算。舉例來說，一位 50 公斤的人，每天需要攝取至少 60 克蛋白質（有腎臟病的朋友請先向專業醫師諮詢），若是健身需求者，可酌量增加蛋白質總量。

選擇蛋白質時，包含豆類、蛋、魚類、肉類、奶及奶製品，都是必需氨基酸含量高的優質蛋白質來源，沒有經過加工的原型食物為佳。在比例安排上，建議每日採取紅肉 1/3、白肉 1/3、豆類 1/3 的比例來做搭配，一方面是多元補充各種必需氨基酸，一方面是因為白肉和豆類的飽和脂肪含量比較低，也能避免攝取蛋白質的同時，一不小心吃進太多脂肪。

白肉的選擇包含雞肉、魚肉，現在最流行且方便食用的是雞胸肉，無論是自行調味烹煮變化或選用即食品都很方便。至於海鮮白肉，包含不同種類的蝦子，或是魚類都屬於熱量較低的白肉。海鮮除了是優質蛋白質，也含有「鋅」這項礦物質，像是蝦子、牡蠣、貝類、蛤蜊…等，能幫助維持人體能量的正常代謝。

如果是吃素又想減重的朋友，需留意蛋白質的份量。我們發現全素者容易有蛋白質攝取不足的狀況，以及較易吃到加工過的蛋白質，例如：素食類加工品，包含了素火腿、素肉、麵筋⋯等，為了讓口感佳，不得不以油炸的方式先處理過，加工過程中會因為高油溫而產生劣變，以及也有高含鈉量的隱憂，反而對身體造成不好影響。建議吃素者多挑選原型食物，像無糖豆漿、各式豆類及堅果都是很好的植物性蛋白質來源；蛋奶素的朋友，則可再加入雞蛋、鮮奶、優格、起司⋯等，增加蛋白質攝取種類。

常見素料比一比

素火腿	每100公克的熱量約148大卡、鈉630毫克
素肉鬆	每100公克的熱量約453大卡、鈉1563毫克
素　肉	每100公克的熱量約210大卡、鈉731毫克
干　絲	每100公克的熱量約169大卡、鈉549毫克
麵　輪	每100公克的熱量約582大卡、鈉8毫克、脂肪含量40公克
烤　麩	每100公克的熱量約139大卡、鈉8毫克

聰明攝取優質蛋白質

豆腐	豆漿	豆腐皮	鮮奶
300 公克 蛋白質 **15** 公克	400 毫升 蛋白質 **13** 公克	100 公克 蛋白質 **25.3** 公克	310 毫升 蛋白質 **10** 公克
希臘優格	毛豆	綜合堅果	鮭魚排
100 公克 蛋白質 **9.3** 公克	100 公克 蛋白質 **12** 公克	100 公克 蛋白質 **16** 公克	300 公克 蛋白質 **63** 公克
虱目魚	雞胸肉	豬里肌	雞蛋

180 公克 蛋白質 **40** 公克	100 公克 蛋白質 **19** 公克	100 公克 蛋白質 **21.2** 公克	50 ～ 60 公克 蛋白質 **7** 公克

小知識

如果擔心蛋白質攝取不足,是否可以吃高蛋白補充品?

現在很流行的高蛋白飲品,在正餐之外可以適量補充,但一天所需蛋白質總量的 80%,建議仍來自於原型食物。萬一真的食量不夠大,或是因為健身需求而需要更多蛋白質的人,剩下的 10 ～ 20% 再考慮吃高蛋白補充品。許多高蛋白飲食為了適口性更佳,不同品牌會有成分上的差異,建議含糖量也要一併評估。

2・脂肪（巨量營養素）

　　適量的脂肪能幫助人體維持恆溫、能保護臟器、運送脂溶性維生素，以及讓內分泌系統運作正常。很多人誤以為減脂就是不要吃油，其實油脂在代謝過程中是關鍵營養素。需要避免的是「劣變的油脂」，像是氧化植物油（常見於麵包、糕點、餅乾…等）、高溫且反覆使用的炸油（常見於各種市售油炸物），劣變脂肪再加上醣類是最強的致胖組合。

食材油炸後，熱量秒翻倍

油炸蔬菜	油炸肉類	油炸澱粉
維生素易被氧化 抗氧化劑易被氧化	蛋白質經過高溫易變質 降低食物營養價值	容易吸油 可能生成致癌物質
金針菇 100g／32 大卡 `油炸後` **158** 大卡	**豬排** 1 片／300 大卡 `油炸後` **670** 大卡	**馬鈴薯** 100g／80 大卡 `油炸後` **165** 大卡
蔬菜 1 碗／50 大卡 `油炸後` **250** 大卡	**雞排** 1 片／250 大卡 `油炸後` **550** 大卡	▲ 熱量多 **2** 倍！
▲ 熱量多 **5** 倍！	▲ 熱量多 **2.2** 倍！	

○ 女性更要多吃好油脂

好的油脂能增加並延長飽足感，避免餐後沒多久就餓了，好油脂對女性來說更是重要，能增加肌膚的滋潤度。像堅果就是很好的油脂來源，而且含有纖維、蛋白質，以及幫助人體抗氧化的維他命 E，營養密度高。建議沒有減脂需求的人，一天可以吃一把綜合堅果（大約 10 顆）；若正處於減脂期，份量就減半。

此外，有些人認為動物性脂肪就是飽和脂肪而不敢吃，但其實很多油品、食物同時含有飽和脂肪與不飽和脂肪，重點在於「比例分配」。其實我們透過吃肉來補充蛋白質的同時，也會吃進動物性脂肪，只要控制攝取量不超標就能放心吃，無論飽和脂肪、不飽和脂肪都是人體需要的營養素。

根據烹調方式，選擇適合的油品

烹調方式	適合用的油
炒菜、快速拌炒的料理、蒸煮	大豆油、芥花油、葡萄籽油…等多數植物油均可
油炸	豬油、花生油、苦茶油、標榜可高溫油炸的沙拉油或大豆油…等
涼拌，不需加熱處理的料理	初榨冷壓橄欖油、紫蘇油、亞麻籽油…等

簡單認識不同油脂

	不飽和脂肪 （每日適量攝取）	飽和脂肪 （偶爾攝取）	反式脂肪 （避免攝取）
常見的 市售油脂	沙拉油、芥花油、橄欖油、葵花油、亞麻籽油、葡萄籽油…等	豬油、奶油…等動物性油脂	氫化植物油
常見的 食物類型	雞蛋、酪梨、堅果、種子（芝麻、南瓜子、葵子）、各種魚類…等	肥肉、雞皮、中西式甜點、蛋糕…等	餅乾、洋芋片、薯條、麵包…等
對身體的 影響	具有降低三酸甘油脂和抗過敏的功能，同時保護心臟。但要避免高溫烹調，以免產生對身體不好的自由基。	耐高溫烹調，但食用過多會造成三酸甘油脂和膽固醇的增加，使得血液變濃稠，易形成高血脂的問題。	食品加工時常用的油脂，由於氫化過程中會破壞脂肪結構，這類油脂攝取過多容易危害心血管健康。

小知識

標榜冷壓、初榨的橄欖油和一般油品的不同？

初榨、冷壓植物油在萃取過程中未經過高溫破壞營養素，故保留較高的多酚類植化素，能適度幫助人體降低脂肪、抗氧化。但這類油品比較適合拿來涼拌或做沙拉使用，如果高溫烹調反而會破壞油脂裡面的營養素。

3・醣類／碳水化合物（巨量營養素）

很多人聞糖色變，但「糖」不等於「醣」，攝取醣類是必需的，而且醣類是最簡單快速，也是最好利用的能量來源，是身體運作時的重要燃料，並且維持血糖讓細胞正常運作。如果長期醣類攝取不足，身體會判斷是能量不夠了，轉為燃燒蛋白質來當作能量來源，如此一來易造成肌肉的耗損，還可能造成頭暈、體力不好、氣色不佳、掉髮，以及女性的生理期延遲…等問題。相反地，如果體內醣類太多，超出暫存區空間，就會被儲存在永久區，變成討人厭的脂肪。如果是愛甜食的螞蟻人、長期攝取過多精緻糖、習慣每日少量多餐型或是吃飯不定期定量的人，連帶罹患糖尿病的風險也比較高。

很多食物都含糖，不只是日常主食的飯麵類，根莖類的胡蘿蔔、地瓜、芋頭、玉米、肉類、部分蔬菜…等都有糖類。加上台灣是農業技術發達的水果王國，愛吃太甜的水果或直接以水果取代一餐，都會讓人長期陷入高糖飲食之中而不自覺。更別說手搖飲裡的珍珠、芋圓地瓜圓、粉條，以及各種醬料也都有不少糖。如果正餐時吃了一碗飯，然後澆上厚重醬料的菜肴一起吃，飯後接著吃些高甜度水果，然後餐間又加一杯手搖飲來慰勞自己，那麼一天之中的攝取量真的很容易破表！「糖類的攝取量」需依每個人的身體需求做調整，我會建議一天的攝取量不超過 50 ～ 60 公克為佳，以免影響減重計劃的進行。

小知識

如何計算一天總糖量？

一天攝取的總熱量（大卡）
×10%／4（最多可攝取的量）

減脂期的男生為
1500 大卡×10%／4 ＝ 37.5 克的糖

減脂期的女生為
1200 大卡×10%／4 ＝ 30 克的糖

蔬菜？澱粉？傻傻分不清楚

一般蔬菜類

菠菜

熱量 **18** 大卡
總碳水化合物 2.4 公克

玉米筍

熱量 **80** 大卡
總碳水化合物 5.8 公克

澱粉類

荸薺

熱量 **67** 大卡
總碳水化合物 14.5 公克

南瓜

熱量 **74** 大卡
總碳水化合物 17.3 公克

山藥

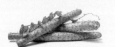

熱量 **85** 大卡
總碳水化合物 2.8 公克

蓮藕

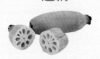

熱量 **65** 大卡
總碳水化合物 13.5 公克

牛蒡

熱量 **84** 大卡
總碳水化合物 19.1 公克

菱角

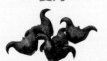

熱量 **76** 大卡
總碳水化合物 16.1 公克

玉米

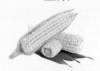

熱量 **66** 大卡
總碳水化合物 11.4 公克

紅肉地瓜

熱量 **114** 大卡
總碳水化合物 25.4 公克

芋頭

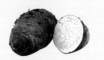

熱量 **128** 大卡
總碳水化合物 26.4 公克

註：以上皆以 100 公克來計算熱量及總碳水化合物。

○ 飲食的過與不及，都會影響代謝

在診間也常看到有一類族群，一整天工作太忙而沒時間吃飯，會以三明治、麵包、蘇打餅乾來簡單充飢作為一餐。雖然吃的時候暫時覺得不餓了，但大約 2 小時內就會被消化掉，飢餓感沒多久後又湧現。以加工過的高糖食物來當成一餐是很吃虧的事，因為既沒有攝取到多元營養素，飽足感又不持久，不如改吃營養密度高的食物，才是一舉兩得的作法。

有的人愛吃澱粉類，但也有完全相反的例子。我遇過一位個案，她很堅決不碰任何澱粉類食物和油脂，視醣類和脂肪為洪水猛獸，導致她在減重期間的肌肉量一直往下掉。某次回診諮詢時，我再三和她強調這週一定要吃足澱粉和好油脂，不能再讓肌肉量下降，她終於願意暫時試試看。一週後，讓她非常意外的結果出現了，體重數字仍然持續下降、體脂也隨之降低，但肌肉量有維持住，走向正確的減脂方向。自此她再也不那麼抗拒吃澱粉類跟油脂。我們在診間常會看到極端的飲食觀念或減重方式，然而這些框架有時卻可能讓減重計劃窒礙難行。

4・維生素（微量營養素）

維生素屬於微量營養素，但不是被稱為微量就代表它不重要，維生素在維持身體的新陳代謝上，扮演著不可或缺的輔因子角色，又分為水溶性及脂溶性兩類。水溶性如維生素 B、C，會隨著尿液排出體外，脂溶性的維生素 A、D、E…等，就有可能累積在肝臟產生毒素，或是造成腎臟負擔，因此脂溶性維生素的攝取量要特別留意。

認識重要的維生素

維生素B群	維生素C	維生素A
幫助代謝，維持正常運作與神經傳遞	抗氧化，幫助膠原蛋白生合成	幫助上皮細胞、黏膜細胞修復

維生素D	維生素E	維生素K
讓骨質強健、利於消化道、減少過敏	幫助皮膚修復、抗氧化	幫助凝血功能正常

　　在以上所提到的維生素中，可以多留意維生素 B 群的攝取，因為它和人體代謝力有直接關係，其中維生素 B12 還能避免貧血。正處於減脂期的朋友，建議多吃未精製的全穀雜糧類以及糙米、燕米…等，它們的升糖指數較低，相較於吃進同等熱量的精緻澱粉，未精緻澱粉又多了各種營養素，然後再加上足量的深綠色蔬菜，這些食物都有豐富的 B 群，還能幫助腸胃道蠕動，也利於提升人體代謝率。

　　有些個案進行營養療程時，常會詢問是否需要多吃維生素 B 群的營養品，我還是比較建議透過原型食物來攝取，因為天然食物裡的營養素是綜合多元的。以深綠色蔬菜來說，除了有維生素 B，還有維生素 C、鈣、鎂、葉酸、胡蘿蔔素、葉黃素…等。除非真的無法吃到建議份量時，再考慮以營養品額外補充。

5‧礦物質（微量營養素）

　　礦物質包含鈣、鐵，鋅、鎂、鉀…等，礦物質比維生素更容易被大家所忽略，其實礦物質不足時，會間接影響到減重效果。以女生最容易缺少的鐵質來舉例，長期缺鐵的女生可能造成貧血，而造血不足會導致食慾欠佳，以致於攝取的營養不足而讓代謝逐漸變慢，連帶減重效率也會慢下來，日常活動的體力也變差。加上礦物質常需要和巨量營養素一同作用，所以缺鐵時不是一直補充鐵質就夠了，還要有足夠的蛋白質和 B 群，才能讓鐵質吸收良好。如同前面說過的，身體是一個動態平衡的狀態，每種營養素之間的關係也是如此，彼此相互搭配找出最佳的平衡才能合作無間，以發揮最大效用。

認識重要的礦物質

鈣質
讓骨頭健康

鐵質
讓造血功能正常

鋅
增加活力

鎂
安定神經系統

鉀
讓電解質穩定、
人體含水量充足

6・植化素（微量營養素）

植化素藏在各種五顏六色的蔬果中，植包含茄紅素、花青素、蝦紅素、葉黃素等…等，它們具有良好的抗氧化效果，可視為身體的清道夫，協助清除體內過多的自由基，避免細胞老化速度及癌化，同時幫助減重者瘦得更好也更快。

前文提到的彩虹食物，每餐選擇各種顏色的蔬果交替著吃是比較理想的狀態。除了豐富餐盤內容的視覺之外，也多元攝取不同的植化素。若想要吸收到更多的植化素，烹調時可以留意一下，例如：烹調時間不要過長、油溫也不宜太高，改以水炒、清炒、低溫烤、滷煮、蒸…等，以免植化素被破壞太多。

營養豐富多元的彩虹食物

代表顏色	植化素	代表食物
紅色	茄紅素、花青素	番茄、紅甜椒、櫻桃、蔓越莓 紅蘋果、甜菜根、西瓜、草莓
黃、橘色	類黃酮素、葉黃素	黃椒、玉米、地瓜、胡蘿蔔 南瓜、木瓜、柿子
綠色	葉綠素、葉黃素 兒茶素、類胡蘿蔔素	綠色蔬菜類、芭樂、酪梨 菠菜、蘆筍、綠花椰菜
黑色	多醣體、類黃酮素	黑木耳、黑豆、香菇、海藻類
白色	硫化合物、多酚類	白蘿蔔、山藥、大蒜 白色花椰菜
藍、紫色	花青素、酚酸類 白藜蘆醇	紫色葡萄、紫高麗菜、茄子 藍莓、桑葚

7・水分

　　水是幫助身體代謝很重要的介質，讓體內廢物能夠好好被排出。在減脂過程中，為了要促進脂肪燃燒，身體會產生很多化學反應，這個過程中需要大量水分。通常很容易嘴饞的人也可能是長期以來的水分攝取不夠，導致一直想要進食，每天多喝水除了會降低嘴饞的感受，也幫助便便不易變硬，排便會比較順暢。

◎ 有時水腫有可能是水分攝取過少

　　有些個案會說，他們不敢喝水說是因為怕水腫，其實正好相反，不愛喝水的人才易導致水腫。因為當攝取水分太少時，身體的機制會想辦法把難得的水分留在體內，如果是適當且穩定地補充水分，身體就不會預留水分並滯留於體內。此外，蛋白質攝取不足的人也易水腫，人體中有一種「白蛋白」的蛋白質，會將水分帶出細胞外；若蛋白質吃不夠，白蛋白的濃度自然會下降，使得身體水腫。

　　那麼，一天要喝多少水才足夠？建議以體重來計算，以自己的體重×30毫升，若是一位 60 公斤的成年人，每天至少要喝足 1800 毫升的水；如果有大量運動習慣者，可提升到體重×40 毫升，大約 2400 毫升的水。水分必須是單純的白開水，無論是含糖飲料、不含糖的咖啡和茶類，也不能列入每日的總喝水量內。尤其是咖啡和茶所含的咖啡因皆具有利尿作用，所以愛喝咖啡或茶的人，每日應該要喝更多的水來補足。

8 · 纖維素（非水溶性、水溶性）

纖維素能提供人體在進食期間的飽足感，並且能降低膽固醇、幫助腸道培養好菌、使排便順暢…等多種作用，也是減重期間不能缺少的營養素之一。纖維素分為非水溶性纖維和水溶性膳食纖維兩類，非水溶性纖維就是吃不同蔬果時可以明顯感受到一絲一絲的口感，像是竹筍、蘆筍…等；而水溶性膳食纖維可溶於水，特徵之一是口感黏滑，例如：木耳、秋葵和各種菇類…等，都含有豐富的水溶性膳食纖維，但需攝取足量水分才能起作用，否則反而可能造成便秘。

不少想減重的人也都有排便不順的困擾，建議吃足纖維素之餘，還要搭配攝取好油脂、每天多喝水，做好這三件事能讓便便比較澎潤，另外也可增加活動量幫助腸胃蠕動速度更好，上廁所再也不會卡卡不順暢。

以上介紹的 8 種營養素，無論是巨量營養素或微量營養素，對身體來說都是缺一不可，不能特別偏重於哪一方，按照對的比例且每日均衡攝取才是最佳之道。和診間個案說明時，我常用汽車作為比喻，蛋白質、脂肪和醣類就好比一台車的汽油，而維生素、礦物質就是這台車的鑰匙，要有鑰匙啟動後，才能踩下油門驅使車子前進，否則就算車子加滿了油，沒有鑰匙還是不能動。每種營養素都各自扮演著重要的角色，沒有一種營養素是能被取代的，對人體來說都是需要的。

不曉得大家看完以上營養素的介紹，是否會疑惑真的能夠實踐在每餐中嗎？以下分享虹美這位個案平時自己記錄拍攝下的餐點，看看她如何兼顧營養且開心地吃！

個案的飲食問題

· 喜愛高甜高油飲食
· 三餐時間不正常
· 看過中醫和埋線針灸，但減了又復胖

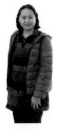

Before!

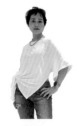

After!

49歲虹美 · 7個月成功減重 **11**kg!

	減重前	減重後
體重（kg）	71.2 kg	60.9 kg
體脂肪重（kg）	28.5 kg	17.7 kg
骨骼肌重（kg）	23.1kg	23.3 kg
體脂肪率（%g）	40%	29.1%
腹部脂肪分析	14 kg	8.6 kg
內臟脂肪級別（標準級別 4 ～ 5）	14	7

營養療程重點

虹美的轉變很大，習慣高甜高鹽高油飲食的她原本有乳癌的病史，決定減重後開始嘗試自己煮，沒想到煮出興趣來，而且還研究很多自創料理。我們建議她把精緻澱粉、加工食品戒掉，餐餐改吃多種類的彩虹食物，她還會天天更換蔬菜種類烹煮，也學習三餐定時定量，甚至還自行增加運動幫助自己瘦更快。每次回診測量發現她的骨骼肌變多，減掉的都是脂肪，讓她更有信心持續養成瘦體質，至今兩年多了也沒有復胖，無論內外在都變得更年輕有自信了。

虹美在每一餐會為自己配3種顏色以上的蔬菜,配上未精緻的五穀雜糧,讓餐餐有變化。因為她自己煮,還能挑選好油脂並且控制用量,更有益於減重。因為減重而愛上做菜的她,後來還會研究各國料理、選用香料來豐富餐食內容,讓自己吃飽卻不過量,同時享受美食。因為學會營養素的份量及配比,即便和親友外食,她也能拿捏當餐吃的量,這樣的飲食法讓她覺得非常受用。

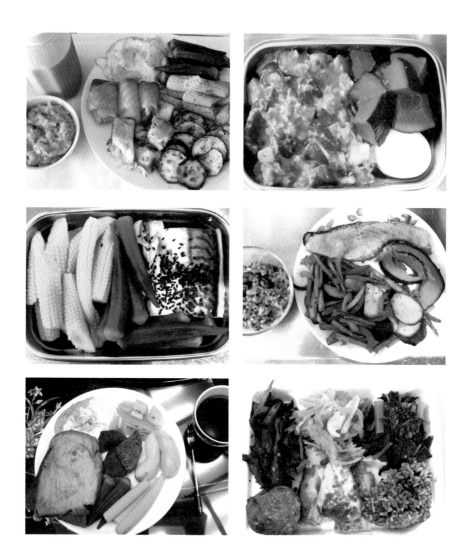

▶ 幫助減重的超燃脂食材

　　原形食物的選擇很多，其中有些食物的確能幫助身體的代謝效率更好，讓脂肪更快被「燃燒」掉，同時兼具營養密度高的優點，既能吃飽又營養加倍。以下介紹一些超燃脂食材給大家，當成減重時的擇食參考：

藜麥　含有豐富的膳食纖維，而且蛋白質含量比白米高出 2.4 倍，很適合作為主食之一。

燕麥　蛋白質含量高，以及豐富的維生素和礦物質，還能延緩血糖上升的速度。

鮭魚　含有 Omega-3 不飽和脂肪酸，可促進脂肪代謝、減少身體發炎反應，並增加進食時的飽足感。

雞胸肉　健身人士很喜歡的蛋白質來源，每 100 公克約含 24 克的蛋白質，不僅蛋白質含量高且低脂，也很適合減脂期食用。

豬里肌肉　相較於其他部位的豬肉，里肌肉脂肪含量少、高蛋白質，同時提供足夠的飽足感。

雞蛋　雞蛋是營養非常完整的食材之一，含有豐富的蛋白質、脂肪、維生素 B 群、卵磷脂…等，特別適合當成一餐中的食材或是充飢點心。

無糖 優格　市售優格含有不同種類的菌株，幫助腸道維持健康、排便順暢。但記得挑選無糖、無調味的優格為佳。

各式 堅果　兼具優質油脂、蛋白質與纖維質的來源，維他命 E 能夠抗氧化，還能減少腹部脂肪的堆積。

無糖 豆漿　素食者補充植物性蛋白的好選擇，內含的大豆卵磷脂能抑制食慾並延緩飢餓感。

酪梨　世界公認的超級食物之一，營養價值相當高，它屬於優質油脂，能增加飽足感並減少心血管疾病的產生，同時含有纖維質、維生素 A（讓眼睛明亮）、胡蘿蔔素、維生素 B 群（養顏養容）、維生素 C（強化免疫系統）、葉酸…等。一顆酪梨約有超過 20 種的營養素，但熱量有 300 ～ 400 大卡左右，因此攝取仍不能過量，只要適量吃就有益身體健康。

各種 莓果類　包含蔓越莓、藍莓、黑醋栗、桑葚…等，莓果類含有豐富多酚，是抗氧化的聖品，可搭配無糖優格、牛奶、蜂蜜一起食用，當成早餐或下午茶都可適合。但建議莓果盡量趁新鮮吃完，因為放越久，含糖量會逐漸變高。

菇類　各種菇類不僅熱量低，含有豐富多醣體、氨基酸、水溶性纖維，而且低鈉、高鉀，有各種礦物質或維生素的營養。菇類免水洗、烹調方便且變化多樣，是減重期的好食材。

綠茶	含豐富的兒茶素，可抗氧化、降低膽固醇，以及降少體脂肪的形成。
咖啡	這裡是指無加糖的黑咖啡，若於運動前 30 ～ 60 分鐘能幫助燃脂，但不易入睡的人請於下午 3 點前喝完咖啡（或中午前喝），以免影響睡眠品質；請留意每日咖啡因攝取量不超過 300 毫克。
葡萄柚	內含的酵素有助於分解體內的糖分，並促進新陳代謝。
深綠色蔬菜	非常推薦大家多吃深綠色蔬菜，例如：空心菜、甘藍菜、地瓜葉、菠菜、綠花椰菜、A 菜…等，能攝取到豐富的維生素 A、鐵質、鈣質之外，還有維生素 B1、B2、維生素 C，以及多種微量元素。

另外，我也推薦大家多吃「高營養密度」的食物，像是微藻類、奇亞籽、奇異果、可可脂、火龍果，你會發現這類食物外觀的顏色通常比較濃郁，營養價值很高，可以把它們適量分配在每天飲食中。

◎ 就算營養價值高，也別超量攝取

以上舉例的食物無論是否在減重期都可以經常攝取，但不能過度且單一攝取某種食物，每種天然食材都有各自的好處，如此才能讓身體獲得多元種類的營養素。舉例來說，每餐要攝取 2 份蛋白質，一天下來是 6 份蛋白質，可以從豆、魚、肉、蛋、奶…等不同品項來搭配，而不是餐餐都吃雞胸肉，這樣不僅很快就會吃膩，營養素也太過單一。

▶ 原來你離飲食地雷很近

和每位個案討論減重計劃時，常會發現大家會誤觸飲食地雷，而這些地雷有時會影響到減重的進程，以下針對幾個常見狀況做說明，提供給讀者們做參考。

常見地雷 1　水果

在診間常會看到個案們以水果取代蔬菜，這兩者的營養素完全不同，而且含醣量也大相逕庭。雖然水果擁有豐富的維他命和礦物質，但是天然果糖得算進一天攝取的醣類份量中，建議一天最多吃 2 份，每份大約一個拳頭大小（或飯碗 8 分滿的量）。此外，水果製成的果乾和水果類的飲品也要特別留意，無論是水果烘乾的製作過程或是做成飲品都會另外添加糖類，才能讓酸甜平衡好入口，讓你無形之中吃下隱藏的糖分，不利於減重！

常見地雷 2　咖啡

有些個案聽說咖啡可以幫助提升代謝力，常會在早餐或午後來杯咖啡取代手搖飲，滿足減重期間仍想喝點東西的需求。但咖啡飲品分許多種，以一杯 500 毫升為例，如果是摩卡咖啡，除了有牛奶還有巧克力，大約是605 大卡，更別提其他有加甜甜糖漿的風味咖啡，無論熱量或含糖量都容易破表喔；有的人會改選無糖的拿鐵，看似不加糖很健康，但除了濃縮咖啡外還有牛奶，因此會有乳糖，熱量則有 256 大卡左右，建議先思考當日餐食的搭配內容再挑選想喝的咖啡飲品。建議減脂中的朋友以美式咖啡為主，熱量大大降低，會是比較理想的選擇，但喝咖啡之餘，仍要喝足一天所需的水量，才能真正提升身體的代謝力。

常見地雷 3　加料的燕麥片

　　我們常在坊間看到燕麥片的廣告，文案裡常會寫到能幫助降低膽固醇、不易形成體脂肪…等宣傳用語，所以有些減重中的朋友會覺得多食用燕麥片應該有益減重。但要留意燕麥片的種類，一般來說，單純碾壓且無添加糖的大燕麥片是不錯的選擇，含有水溶性纖維且升糖指數低，是可以部分取代當餐澱粉。但有些燕麥片產品會添加配料，例如：水果乾、糖類，或是進而衍生出各類口味 (像是巧克力、草莓、水果風味)…等，這部分就要特別留意，購買前仔細研究一下包裝上的成分及營養標示表，以免攝取過多糖分。

常見地雷 4　沙拉

　　沙拉看似是清爽的輕食、仙女餐，但沙拉醬的類型和沙拉裡的食材很可能是地雷。舉例來說，如果加了美乃滋、千島醬…等，就會攝取進多餘熱量，選用油醋醬、橄欖油、日式和風醬…等會是較佳選擇。至於沙拉裡的食材，建議不要只有蔬菜，仍需要有足量的蛋白質才會有飽足感，例如：雞蛋、雞胸肉…等，也可以選擇有加肉類的溫沙拉。又或是在沙拉之外多添加一份肉類、魚類、蛋或豆腐以及堅果類，還有澱粉類（地瓜、燕米、玉米…等），讓一餐的營養素更加豐富多元。

▶ 診間常見的減重迷思

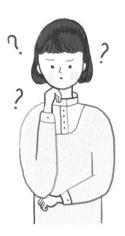

　　除了飲食地雷，診間個案普遍對於減重或飲食也有各種迷思或是困擾，有一些還是經年累月的舊習，逐漸形成體重過重的狀況。以營養師的觀點來談這些迷思，先解開心中的結及疑惑，有利於接下來為自己打造減重計劃！

Q1

大家都說精緻澱粉不好，為什麼要避免精緻澱粉？

　　顧名思義，精緻就是經過加工，而加工難免讓營養素變少、減損食物的營養，也可能產生油脂劣變的問題。舉例來說，白米加工去掉胚芽，但胚芽的營養素對人體有益，所以胚芽米或糙米的營養較多。而白米又比米粉來得好，因為米粉經過多道的加工手續，可能讓升糖指數變高，烹調米粉時可能又會加入醬料一起炒，無形之中又吃進營養素以外的添加物。因此，就算熱量一樣，但精緻澱粉的營養素會比原型食物來得少。

　　另一方面，由於精緻澱粉容易產生內臟脂肪，並累積在肝臟或胰臟中，如同馬達卡了油垢，造成運轉的效能不好。太厚的脂肪會讓肝細胞發炎、產生病變，也會讓胰島素濃度過高，使血糖無法進入到細胞中被利用，讓脂肪代謝變得困難，改往合成脂肪的方向進行。

Q2

> 有時加班、熬夜或是同事揪吃午茶點心時，真的會很想吃東西，
> 但是吃了又會自我厭惡，到底該吃還是不該吃，該怎麼辦？

此時要看是吃什麼、吃多少量、何時吃。通常這種情況會發生在三餐以外的時間，尤其是熬夜時會想吃宵夜。睡覺時是身體修復期，而熬夜會改變人體荷爾蒙的分泌，使人就想吃些東西，甚至是高熱量食物。想要減重的人，建議先調整睡眠時間，讓深夜的食慾不會一直襲來考驗你的意志力。如果是吃下午茶，晚餐就要減量少吃，並注意營養組合，例如下午茶吃了澱粉類及糖分，晚餐的主食份量就要減少。透過截長補短，以及搭配運動，避免身體的攝取量大於需求量，多餘的熱量又成了可恨的脂肪。

Q3

> 大家說吃蛋白質可以長肌肉，那是不是吃越多就越好？

單靠多吃蛋白質是無法長肌肉的，而且蛋白質通常也含油脂，攝取過多但沒有被消耗掉，只會變胖喔！想要增加肌肉，需要以下兩個條件都滿足：在食物方面，足量攝取碳水化合物和蛋白質；在運動方面，透過有負重的訓練，讓肌肉撕裂後再次合成再生，為了長肌肉，運動後要補充蛋白質來協助。若缺少以上任何一項，仍無法將蛋白質轉換為肌肉，單靠攝取過多的蛋白質，反而造成肝腎的負擔。這又回到我們前面所說的，不要單一攝取某類食物，因為營養素需要多元才能被身體所運用。如果平時真的沒有時間運動，建議先調整飲食、使其均衡，至少讓代謝機制不會變慢甚至被關閉。

Q4

我是外食族，選擇輕食（例如：水果沙拉、義大利麵、三角飯糰）應該就不會胖了吧？而且我都有看營養成分表，脂肪、醣類不要超標就OK？

　　許多人誤以為吃「輕食」就能像仙女一樣，吃了也不會胖，但其實減重最重要的不是熱量低，而是營養比例是否吃對，包含當餐的營養素有哪些、有多少。對於外食族來說，營養成分標示是很方便評估熱量的參考方式，但營養素不見得多元而完整，如果只吃義大利麵或三角飯糰，這樣餐食只有澱粉類，需要再加蔬菜及蛋白質（依個人所需份量），營養才會足夠。而處於減脂期的朋友，多吃蔬菜比吃水果更為重要，尤其水果的含糖量需要留意，不能當成一餐所需。攝取水果的量要與當日攝取的碳水化合物互相平衡，若今天吃的主食較多（麵、飯…等），水果份量就要減少，否則兩者最後都會變成醣類。

Q5

醣類讓脂肪容易形成，那我不吃白飯、飲料也改喝半糖可以嗎？

　　食物是中立的，會對人體形成好或壞的影響，和你選擇怎麼吃有密切關係。想減重成功的人，對於人體所需的營養素、攝取多少量與比例要有基礎概念，才不會本末倒置。有時會聽到個案說，吃半碗飯感覺好罪惡！但下午茶時和同事一起點了半糖飲料，卻覺得很健康，這其實是把主食該吃足的醣類轉移到飲料中，而且飲料中的糖分還不如米飯多了營養素，同時讓血糖很容易飆升。這就是為什麼要有「飲食素養」，因為錯誤的觀念往往造成錯誤的飲食選擇，長期下來就反映在體重上，使健康亮起紅燈。

Q6

我真的很愛甜點、手搖飲、油炸食物，如果吃的時候搭配「油切綠茶」，或是標榜調節血脂、不易形成體脂肪…等健康食品標章的飲料，是否就比較好？

我們所吃進的食物，必須回歸到身體整體攝取量、需求量、消耗量來思考，並不是喝了什麼飲品就能一正一負抵銷掉吃甜點、油炸物的熱量及糖分。吃之前不妨先想想，你是「需要吃」還是「想要吃」？如果吃了，你覺得會影響到減重計劃的進行嗎？還是你評估今天的飲食仍有空間可以讓你吃下那份甜點或鹹酥雞？許多人常在吃或不吃中掙扎，但心理和身體需求都是同等重要的，不需要太過壓抑慾望而完全不吃，有時會適得其反，因為沒有被滿足到所以更加想吃。如果評估吃了之後也不影響減重目標，那就放心地、開心地吃！

Q7

少量多餐應該比較容易變瘦？

少量多餐聽起來好像吃得不多，其實會讓人體處在一種「不餓也不飽」的狀態，著重於「少量」卻忘了「多餐」的後座力，誤以為能讓自己隨時處於有點飽又不過量的狀態。但實際上，人體進食後消化一餐 (包含醣類、蛋白質、油脂…等) 大約需要 4～5 小時，而進食後的 5～6 小時產生糖質新生作用並燃燒脂肪，但重要前提是「食物被消化後出現空腹感」，這才代表當餐能量被消耗完畢，身體才會開始取用脂肪來燃燒。

一般人在用餐後，血糖逐漸升高，然後逐步下降變得平穩；而少量多餐者，血糖會一直處於波動狀態，也使得胰島素持續在高濃度的狀態，讓脂肪無法燃燒，反倒生合成脂肪，長期下來可能造成胰島素阻抗。因此，除非是特殊狀況及身體需求，否則不建議一般人採行少量多餐。

我們倒不如把正餐吃足吃飽，以延緩飢餓感的產生，特別是足量的醣類才能穩定供應身體能量、幫助燃燒脂肪，進而產生前述的糖質新生作用。每餐好好選擇醣類、蛋白質、脂質這三類巨量營養素，再搭配足量維生素和礦物質…等，就能讓人體維持足夠的飽腹感，同時讓血糖正常、不會大起大落，腸胃也有適度的休息時間，進而建立起良好的飲食習慣，以吃的方式維持瘦體質。

Q8

我工作太忙都沒什麼食慾，一天只吃一餐或乾脆斷食，這樣應該能瘦吧？

短期看來，體重是會變輕，但可惜減掉的通常是水分，甚至是減掉肌肉。人體長期間沒有攝取食物時，身體會判斷目前處於危險狀態，為了自保會減少能量消耗，而將原本正常運作的功能關閉，但是我們未必能直接意識到或察覺到。如果沒有專業醫療人員的諮商協助，長期使用激烈的減重方式，對於腸胃消化系統、內分泌系統都有不良影響。有些個案也會分享，因為一天吃太少而造成「報復性飲食」的反撲，由於太過飢餓，一旦進食後就容易吃太多，這是因為身體不知道之後何時才能再攝取到營養，因此吸收力也隨之變強，造成「減肌增脂」的狀況。

Q9

聽說少吃飯就會瘦，但是對我好像沒什麼效果？

人體的運作機制很複雜，想要「單靠不吃某類食物」來減重，不見得對每個人來說都有效果之外，對身體也不是好事。比起追求短效的體重下降，長期建立正向的飲食習慣對身心來說會更加舒適。

通常碳水化合物吃很少的人可能會有幾個狀況，一種是平常習慣吃含有精緻糖的加工食物，比方麵包、甜點、手搖飲…等，所以正餐吃不下；還有一種是活動量太少，所以胃口不大，導致碳水化合物的量無法吃足，醣類不夠，身體只好燃燒肌肉來使用，這兩種飲食習慣都容易變成很難減重的「泡芙人」。建議這類族群先增加活動量，提升肌肉量好讓熱量暫存區變大，然後飲食份量和內容要精準，減少吃空熱量的精緻糖，改成增加可以讓你吃飽的碳水化合物（低升糖指數的為佳），同時要避免大小餐。

在診間的個案中，以上的狀況常見於本身很耐餓的人、三餐不定時定量的人、睡眠不足的人、久坐或久站族群、肌力不佳的人，還有很耗腦、有時間壓力的工作屬性，例如：公關、媒體記者…等。

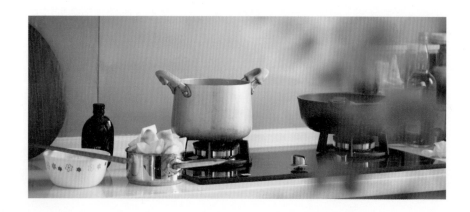

我三餐都外食，真的沒辦法自己煮，這樣是不是只能一直胖了⋯

只要有意識地挑選食物、控制攝取量、攝取次數、攝取時間，誰說外食族就不能瘦呢？舉例來說，如果吃自助餐，先想想蛋白質、澱粉類、蔬菜類的配比，減少挾取有醬料、勾芡或油炸食物。如果吃超商便當或輕食，則要留意增加蔬菜的攝取量，可以到小吃攤多點一份蔬菜及白切肉，並減少醬料使用。此外，減重期也能和朋友開心聚餐，像吃涮涮鍋時，多挑選蔬菜、肉品海鮮，避開或減少火鍋料，再搭配適量澱粉（米飯優於冬粉，冬粉又優於麵條）就能吃進多種營養素。如果吃鐵板燒或燒烤，重點可以放在攝取量或醬料選用上，若選了油脂比較多的肉品或和牛，吃個3～5片左右，搭配低脂海鮮或低脂肉品；選擇調味時，鹽烤又比醬烤來得好，再點個蔬菜類來補足一餐所需，類似這樣的方式為自己調配營養素和比例，即使是外食族也能為自己展開減重計劃。

之前曾有位個案，我在前幾次的諮詢中建議他改變飲食，並且增加食物多元性，但他一直強調公司附近吃的選擇不多，只能用便當解決一餐。由於減重計劃遲遲沒有進度，有一次我忍不住問他，你目前的狀況和來諮詢之前的數據並沒有不同，也沒有想要調整，你覺得這樣體重會有任何變化嗎？這位男性愣了一下說：「其實我也不是不能自己煮啦，是可以試試看」，總算發現自己盲點的他開始嘗試下廚簡單煮、中午帶便當，並且跟著建議的飲食方式來調整，果然很快地進入減重的節奏感中，沒多久體重數字、體脂率都開始有好的回饋，有了成果讓他非常高興，更加願意為自己煮更多不同的料理來滿足營養所需。

21天
代謝回正飲食

Healthy
Diet

▶ 身心準備與動機深刻影響減重結果

　　減重前的身心準備與動機最為重要，也深刻影響到你的減重結果。就像在 Chapter1 問大家的那些問題，一起再次思考、問問你的心：「我為什麼想要減重？」、「我有多想要瘦下來」、「有多強的慾望想改變現在的自己？」如果動機已經非常強烈，心理先準備好了，身體才會跟上你，如此隨時都能開始制定和實踐減重計劃。

○ 拿回你對食物的主控權，擺脫脂肪

　　想給大家一個觀念，減重不是苦行僧生活，要你吃得和別人不一樣，而是「拿回你對食物的主控權」。因為會變胖是食物控制了你的心理與健康，食物是被動的，所以你應該為自己決定：「我該吃什麼？」、「可以怎麼吃來滿足身心又維持健康」。每個人多少對於自己的生活有些美好的規劃，減重也是反射出你對生活的期待與理想。我們透過飲食調整，把負循環逐漸導回正循環，並且維持住身體的動態平衡，消除了脂肪的束縛，心境自然變得輕鬆起來。

　　雖然我是營養師，但在諮商過程中，更多時候是傾聽者的角色，透過聆聽來抽絲剝繭每位個案的癥結點，大家藉由描述自我與對談過程，得到了被理解的療癒感，或找到自己不曾發現的飲食盲點；也有人覺得一個人減重好孤單、可能會失敗，很希望過程中被鼓勵、被陪伴，需要「登山嚮導」來幫助。重新審視自己的身心需要什麼，即便減重成功是這本書想陪你達成的最終目標，但我更希望你透過書中內容與自己好好對話，才能進一步驅動你去改變飲食。

平時觀察很多個案會發現，身形反映了他們的過去與現在的生活型態，可能是缺乏了什麼，或是經歷了別人無法了解的生命事件，才造就現在的體重和身心不滿足。通常主動進到診間接受營養療程的人都非常清楚：「我真的不能再這樣下去」、「這不是我想要的自己」，因此才想透過減重，為生活找到突破口，跟著登山嚮導 —— 營養師建立起健康的飲食習慣，進而改變對於吃食的選擇與生活作息，慢慢地讓他們整個人、整個生活都產生了正向變化！

營養師說

傾聽個案說自己故事的時候，我常有共鳴，因為我也有胖過、沮喪過的時期。因為北上工作而長期外食的我，常吃加工品，易長痘痘、便秘、睡不好、拉肚子、脹氣、消化不良。我曾經吃了一個便當後又吃一條吐司，還喝了一杯珍奶，當下吃完感覺很爽，但不斷湧現罪惡感。那時的我一直變胖，總覺得身體好沉重、常流汗，走路時連大腿內側也會被磨擦到。認真追究亂吃和暴食的原因就是我工作壓力大，忙碌時的腎上腺素很高而不感覺餓，但下班後就鬆懈下來，想大吃犒賞自己。白天沒攝取到足夠營養素而導致隱性飢餓，晚上就想補償一下，因此我常常吃得很撐，卻還想再吃。因為在工作上克服不了，我只好駕馭食物來獲得滿足，其實生活中的各種壓力源就是大部分減重者不願意面對的陰暗面，需要認真地去面對。

即便我是營養師，也會陷入「吃與不吃」的狀態中，當然也會擔心體重上上下下的問題。後來，我認真決定減肥，讓飲食回到讓身心感到舒適的狀態，努力減下 10 幾公斤，加上找到我最喜歡的紓壓運動，逐漸讓體態變成自己想要的樣子。正因為減重是件痛苦的事，千萬不要和你的人性對抗，先思考壓力肥的原因到底是什麼，才能解決飲食問題，減重期間也要快樂地減重、健康地吃，別讓減重又成了新的壓力。

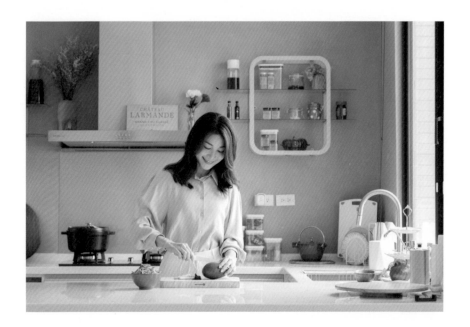

○ 想減重，我該怎麼開始？

　　和不同個案討論減重計劃的過程中，大多發現可以從飲食習慣檢視出生活狀態，以及一個人是否夠愛惜自己。當然，每個人小時候的飲食方式和家庭有關，但長大後的飲食就和自己的性格、生活內容有所連結，同時也反映了對自己的期待。無論是吃的內容或吃飯速度，都能看出「個性決定身材」，像有的人吃飯很有儀式感，有的人吃飯很急、只求有吃就好；有的人只吃想吃的，但吃的又不一定是當下身心狀態所需要的食物，林林總總的狀況都造就了現在的你。一旦下定決心要減重、改變自己，我們可以先做以下幾件事：

❶ 檢視長期的飲食習慣及生活面，設定減重目標

先了解自己的飲食及生活習慣，特別是找出壓力源、這幾年的生活變化…等，比較好梳理出可能致胖的成因，從缺乏的部分開始處理。起初制定減重目標時，請根據你以往的體重變化，包含曾經最重的體重和最輕的體重，藉此評估合理的進程範圍，即心目中的「理想體重」和「夢想體重」各是多少，就能大致抓出減重期需要多長時間（1 個月大約減 2 公斤）。建議一開始先不要設高標，以免痛苦指數加倍，導致難以長期執行下去。

接著換算你的基礎代謝率，並規劃出一天要吃到多少份量的食物。把食物與身體之間的連結創造出來，懂得算份量即為減重執行時的首要關鍵，因為吃對總量才能讓你啟動代謝機制，同時避免攝取過多熱量。

❷ 減重初期，先為自己的每餐做飲食記錄

知道每日飲食總量後，試著將每日進食的內容做記錄或拍照，雖然感覺很麻煩，但這就像記帳，沒有實際寫下來，很難了解自己的資產有多少，以及錢都花到哪裡去了；飲食也是一樣的道理，不清楚每天吃了些什麼，就很難找到改善飲食的突破口。由於每種食物都有熱量，配比的正確與否足以影響身體代謝機制能不能被重新啟動。

❸ 練習判斷並選擇對自己有益的食物及份量

一旦發現飲食記錄的內容有問題時，先回到 Chapter3 復習，評估該放入餐盤的食物種類及份量，並檢視自己有沒有避開飲食地雷，有時候小小修正可能正是改變的關鍵。當然也可尋求專業人士協助，查看飲食記錄及建議，避免落入自己的思考誤區。

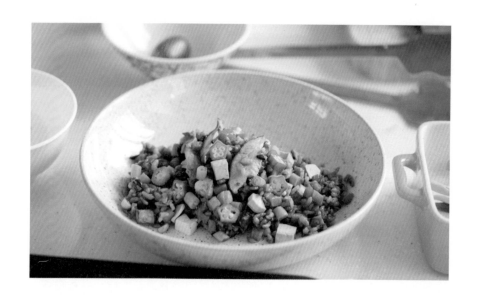

④ 減重的前 3 個月，首重穩健且舒適的減重節奏

　　很多來接受營養療程的人都想要趕快變瘦，這其實對身體來說是種酷刑。如果你的減重方式總是很激烈，身體會有記憶的，這次使用可能有效，但下次身體會自動警覺你好像又要用激烈的方式對待它了，這就是一種防禦本能，所以有的人才會越減越肥。減重不是一個短期任務，不妨回歸生活面，以「接受自己」為前提來減重，用鼓勵與期待來取代壓抑、排斥、限制，如此減重計劃會比較順利且較難復胖。

　　我在面對個案時，通常會讓他們從最輕鬆的部分先做改變，舉例來說，大部分的個案普遍攝取蔬菜不足，我會請他們增加吃蔬菜的量試試看。下次回診時，他們常會主動分享說飽足感變強烈了，同時因為營養素足夠，代謝機制逐漸被啟動，也會反應在體重和體脂數字上。類似這種短時間內讓你有感的小改變，能鼓勵你願意去改變其他的部分，發現有效果才會想要往理想目標邁進。

❺ 抓到瘦身節奏感之後，身體從負循環回到正循環

　　當你挑選真正需要的食物，並且吃對內容、吃足份量，食物進到身體後就會成為能量並且轉換，讓人體使用並維持正常運作，進而產生正循環。為了讓正循環更快產生，維持用餐的規律性和穩定度也很重要，也就是「定時定量」。當然，每個人的工作時間及生活作息不同，如果你習慣吃兩餐，就不用勉強吃三餐，重點是「不要大小餐」，好讓胃的空間、一天總量得以固定。除了餐食定時定量，睡眠也需定時定量，在診間長期觀察許多睡不好的個案，會發現他們日常飲食也不穩定，因為晝夜的規律性會影響身體進行代謝，同時也與腸道健康有關。

小知識

秋天特別適合減重？生理期後是最佳減重時機？

坊間有「秋天適合減重」一說，由於秋天開始逐漸降溫，身體為了適應溫差，所以會消耗較多能量，這個時期減重可能會覺得較輕鬆一些。也有一種說法，女性的生理期過後是不錯的減重時機，這是因為生理期前容易水腫，加上荷爾蒙的變化讓脂肪增厚；生理期後，水腫逐漸消除，讓人感覺體重似乎下降得較快。但從長遠來看，減重應該是一個長時間且規律性、持續性的調整，不用拘泥哪時才是「最佳時機點」，只要有心，每一天都是最好的開始！

211 餐盤 & 飲食 8 口訣，
陪你吃出瘦體質

　　喜歡 Cosplay 扮演各種角色的年輕美眉——湘寓是位外食族，而且喜歡各種甜食，變胖後的她發現漸漸地無法享受 Cosplay 拍美照的樂趣，甚至連爬樓梯都會喘，所以自行嘗試各種減重法，剛開始有些效果，但很難持續下去，總是一直復胖。她接受減重諮商並分析飲食內容後，才發現每天吃的食物份量及熱量幾近兩個大男生每天吃的量，讓她非常訝異，因此開始學習把飲食調整成適合自己的狀態、每天都拍照給營養師看。逐漸習慣健康飲食後，本來是「螞蟻人」的她，對於高熱量食物、甜食的需求大幅減少，現在就算無糖也很滿足！

　　湘寓是許多外食族的寫照，大家都和她一樣有共同心聲——美食誘惑好難抵擋，所以忍不住就吃了，但久而久之卻換來自己不喜歡的身材。面對許多類似的個案，我會建議用「211 餐盤」或「哈佛餐盤」飲食法來協助調整飲食內容及份量，對大多數人來不僅好記好執行，而且是能長期使用的飲食法。

○ 用比例規劃每餐不過食 —— 211 餐盤

　　211 指的是「餐盤內容物的比例分配」，每餐依照蔬菜 2：全穀類 1：蛋白質 1 的比例來安排，把份量做簡單的劃分規範，這樣既不會暴飲暴食，每餐也能確實攝取到足夠營養素，非常適合減重者，對於想長期維持體重的人也很有助益。選擇蔬菜及蛋白質時，建議種類多一點，最好每天或每

餐輪流吃得不同，增加用餐內容的彈性，如此能攝取到的維生素、礦物質、植化素才會多元、也比較不容易吃膩；而碳水化合物的部分，可用全穀類、地瓜、燕米…等高纖維的主食來取代白飯、白麵…等；若是食量小的女生，則可參考下方圖表的「小食量」版本。

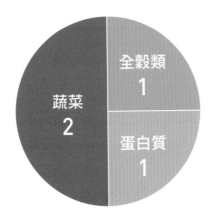

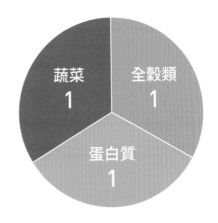

一般的 211 餐盤飲食法為：
2 份蔬菜、1 份全穀類、1 份蛋白質。
（這裡指的是「體積比例」）

如果你平常食量小，
可改為 1 份蔬菜、1 份全穀類、1 份蛋白質。
（這裡指的是「體積比例」）

哈佛餐盤則還會有水果的部分，
但比例很低，如果你正在減脂期的話，
水果則不一定要吃喔！

211 的比例是大原則，主要是方便使用者變化菜單，不用固定只吃哪些食物。下表是減脂期時的熱量與營養素份量參考（適用於大多數人），依男性、女性來區分。但實際上吃的份量仍會受到每個人的體重、食量大小、基礎代謝率略有不同。

至於如何計算「1 份」呢？平時備餐或買外食時，可以用手掌、飯碗當成比例尺來簡單測量所需份量，並參考「食物份量代換表」來幫自己配餐。

減脂期，男女性的熱量與營養素

份量 營養素	男性所需份量 （約 1500 大卡）	女性所需份量 （約 1200 大卡）
碳水化合物	7～8 份	5 份
蛋白質	7～8 份	5 份
蔬菜	4～6 份	3～5 份
水果	1～2 份	1 份
油脂	1～2 份	1 份

碳水化合物
1 份

（飯碗容量 240 毫升）

- 1/4 碗飯為 1 份
- 1/2 碗麵為 1 份
- 每份 70 大卡

蛋白質
1 份

（魚肉豆蛋奶類）

- 3 個指節大小厚度或 1 個雞蛋大小
- 每份 55 ～ 150 大卡

蔬菜類
1 份

- 煮熟蔬菜 1/2 碗為 1 份
- 生菜 100 公克為 1 份
- 每份 25 大卡

- 煮熟蔬菜 1 個拳頭大小為 1 份
- 每份 25 大卡

水果類
1 份

- 半個拳頭大小為 1 份
- 每份 30 大卡

（建議攝取量比一般的 1 份 60 大卡少一半，因為有些水果較甜）

油脂類
1 份

- 鐵湯匙或免洗湯匙 1 匙為 5 毫升
- 每份 45 大卡

21 天代謝回正飲食

食物份量代換表

全穀雜糧類（C）1 份

食材	份量	食材	份量
白飯	40g（1/4 碗）	手工饅頭	30g（1/4 個）
粥	125g（1/2 碗）	山東饅頭	60g（1/6 個）
馬鈴薯	90g（1/2 碗）	碗豆仁	70g（1/2 碗）
地瓜	55g（1/3 碗）	餐包	30g（1 個）
玉米	85g（2/3 根）	甜不辣	70g（4 條）
山藥	80g（1/2 碗）	燒餅	20g（1/4 個）
南瓜	85g（1/2 碗）	油條	40g（4/5 條）
蓮藕	100g（2/3 碗）	蘇打餅乾	20g（2 大片）
粄條	50g（1/3 碗）	粉圓	15g（1/2 碗）
冬粉半把	15g（1/2 碗）	芋 / 地瓜圓	30g（7 粒）
陽春麵	30g（1/2 碗）	紅豆	25g（2 湯匙）
拉麵	25g（1/3 碗）	麥片	20g（2 湯匙）

蛋白質－乳品類（1C ＋ 1P）1 份

食材	份量	食材	份量
牛奶	240ml	低脂奶粉	30g（2 湯匙）
無糖優酪乳	240ml	起司片	45g（2 片）
無糖優格	210g（8 分滿碗）	乳酪絲	35g
全脂奶粉	30g（3 湯匙）		

蛋白質－豆魚蛋肉類（P）1 份

食材	份量	食材	份量
雞蛋	55g（1 顆）	毛豆	50g（1/2 碗）
雞蛋白	60g（1.5 顆）	百頁豆腐	70g（1/2 碗）
無糖豆漿	190ml	雞胸肉	30g（1 湯匙）
豆包	30g（1/2 塊）	雞翅	40g（1 隻）
板豆腐	80g（1/2 碗）	牡蠣	65g（10 顆）
嫩豆腐	140g（1/2 碗）	小卷	35g（3 隻）
五香豆干	35g（1/4 碗）	素雞	40g（1/2 條）
黃豆干	70g（1/2 碗）	麵腸	35g（1/3 條）
白蝦	60g（3 隻）	乾麵輪	20g（2 塊）
蝦仁	50g（15 隻）	香腸	40g（5 片）
魚肉類	35g（1 湯匙）	熱狗	50g（2.5 條）
文蛤	160g（30 顆）	豬肉鬆	20g（3 湯匙）

蔬菜類（V）未煮熟前 100g 為 1 份

食材	份量	食材	份量
大番茄	（1/2 碗）	四季豆	（1/2 碗）
玉米筍	（8 分滿碗）	香菇	（1/2 碗）
花椰菜	（8 分滿碗）	白蘿蔔	（1/2 碗）
高麗菜	（1/2 碗）	胡蘿蔔	（1/2 碗）
甜椒	（1/2 碗）	秋葵	（8 分滿碗）
青江菜	（1/2 碗）	生菜絲	（2 碗）

食物份量代換表

水果類（F）1 份

食材	份量	食材	份量
蘋果	130g（8 分滿碗）	西瓜	180g（1 碗）
柳丁	130g（1 顆）	奇異果	105g（1.5 顆）
芭樂	160g（1 碗）	鳳梨	110g（8 分滿碗）
香蕉	70g（大半根）	木瓜	150g（8 分滿碗）
小番茄	220g（20 顆）	軟柿	100g（1 顆）
葡萄	85g（11 顆）	果乾	20g（1 湯匙）

油脂類（O）1 份

食材	份量	食材	份量
奶油	6g（1/3 湯匙）	南瓜籽	10g（1 湯匙）
沙拉醬	10g（1/2 湯匙）	葵瓜籽	10g（1 湯匙）
核桃仁	7g（2 粒）	黑白芝麻	10g（1 湯匙）
杏仁果	7g（6 粒）	奇亞籽	15g（1 湯匙）
腰果	10g（7 粒）	亞麻仁籽	12g（1 湯匙）
花生	13g（15 粒）	酪梨	40g（2 湯匙）

常見外食份量

食材	份量	食材	份量
水餃	3 個（1C 1P）	牛肉麵	(5C 2P)
鍋貼	3 個（1C 1P）	義大利麵	(5C)
小餛飩	4 個（1C 1P）	原味貝果	(4C)
大餛飩	1 個（0.5C 1P）	蛋瘦肉粥	(4C 2P)
肉包	(3C 1P)	超商拿鐵 *	中杯（1P）
水煎包	(2.5C 1P)	超商燕麥奶 *	中杯（2C）
原味蛋餅	(2C 1P)	握壽司	2 個（1C 1P）
蘿蔔糕	2 片（3C）	肉羹湯	100ml（1C 1.5P）
吐司（帶邊）	(2C)	SUBWAY	6 吋（3C 2P）
吐司（去邊）	(1C)	生魚片	2 塊（1P）
超商地瓜 *	25 元（2C）	火鍋肉片	3 片（1P）
雞肉御飯糰	(2C 1P)	珍珠鮮奶茶中杯	(3C 1P)

註：超商地瓜每加 5 塊錢加 1C、超商拿鐵中杯每升級容量加 0.5P、超商燕麥奶中杯每升級容量加 1C

○ 211 餐盤，再搭配健康飲食 8 口訣

了解 211 餐盤的基本原則後，就要搭配正確的飲食順序，也就是「水→菜→肉→飯→果」，對於減脂期的朋友們來說，先吃蔬菜是很重要的。用餐時，先吃幾口蔬菜，接著吃蛋白質，但不一定要等到吃完所有蔬菜再吃下一項。然後加上「健康飲食 8 口訣」：

1. 每天水量要喝足

先前提過，水是幫助身體代謝掉老廢物質的重要介質，同時讓人體的血液濃度不會過高。除了平時喝足水量，建議吃飯前先喝 100～200 毫升的水，初步增加一點飽足感。

2. 蔬菜份量多餘飯

減脂期的朋友們一定要留意蔬菜多吃一些、種類多元一點，以彩虹食物的概念來打造每餐食材的組合，多吃蔬菜能有效避免碳水化合物攝取過多的狀況。

3. 菜比水果還要多

在診間，真的有不少個案以為蔬菜和水果是一樣的營養素，有時候水果吃得比蔬菜還多。這兩者有很大的不同，包含營養素及糖分，所以請分開攝取，每餐吃的蔬菜量請比水果多，不能放在一起計算喔！

4. 水果份量拳頭大

台灣的水果種類實在太多，而且真的太好吃，但每餐建議攝取量為「半個或一個拳頭大」為宜。水果的營養成分即便天然，但吃太多也會影響一天糖類的總攝取量，讓你一個不注意反而落入高糖飲食風險。

5. 豆魚蛋肉 1 掌心

無論當餐選擇的蛋白質主角是什麼，請以「1 掌心」來計算總量，因此可以混搭不同種類的蛋白質，只要加總起來的量是 1 掌心即可。

6. 堅果種子 1 茶匙

堅果種子是優質油脂來源、增加飽足感，每天攝取 1 茶匙就足夠，豐富的維他命 E 不僅能抗氧化，還有潤膚潤腸的效果。

7. 用餐順序勤練習

剛開始練習用餐順序可能會不大習慣，好好地嘗試 1 週就會記起來囉，相信 21 天之後你已經非常熟練這個飲食順序！

8. 牢記水菜肉飯果

如果進食順序是先吃碳水化合物（除了飯，其他主食類也包含），不僅會讓血糖一下子上升，也可能導致飯吃得太多。想要減脂的朋友，先吃蔬菜能有效幫助增加飽足感之外，也避免因為吃太多飯而最後吃不下蔬菜。

用餐順序——先吃菜,增加飽足感!

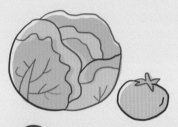

STEP 1 最先吃蔬菜

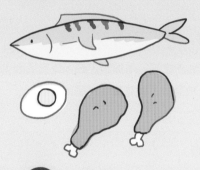

STEP 2 搭配魚、肉、蛋

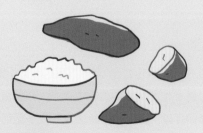

STEP 3 最後吃全穀根莖類

○ 保持飯後 7 分飽、餐間微餓感

在減重期間，吃飯大約 7 分飽為佳，有利於創造熱量赤字，如果餐餐 9 分飽或過飽，就難以啟動糖質新生作用並消耗掉脂肪。另外，餐和餐間隔 5～6 小時為佳，覺得肚子餓了才進食。如果一天之中有兩餐太近，那麼其中一餐就要減量，只要把握住一天的餐食總量原則，並且不會低於基礎代謝率即可。

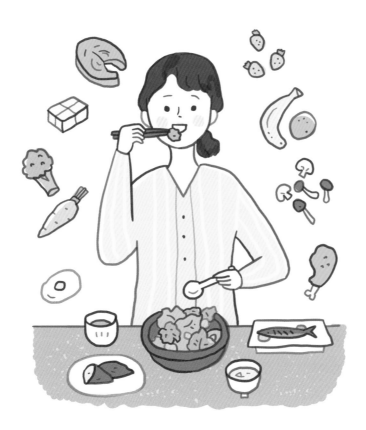

個案的飲食問題

· 外食族 + 甜食控，且食量大
· 胖到走路、爬樓梯都覺得喘
· 嘗試過代餐，但減重失敗

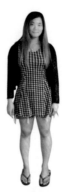
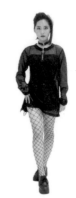

Before!　　　After!

26歲湘寓 · 1年3個月成功減重 **17.2**kg!

	減重前	減重後
體重（kg）	66.8 kg	49.6 kg
體脂肪重（kg）	24.8 kg	11.6 kg
骨骼肌重（kg）	22.9 kg	20.4 kg
體脂肪率（%g）	37.1%	23.4%
腹部脂肪分析	12.1 kg	5.1 kg
內臟脂肪級別 （標準級別 4 ～ 5）	11	4

營養療程重點

湘寓原本的食量比較大，所以我不是要她立即減量，而是請她先增加蔬菜的攝取量，讓她仍可以吃飽飽，但熱量和油脂不像以前超標，並請她練習飲食順序，先吃蔬菜、蛋白質，最後吃碳水化合物。由於蔬菜的體積比較大，仍能滿足她的食量以避免飢餓反彈。在減重第 1 個月後，就看到體重慢慢下降，在飲食改變的期間，湘寓發現自己的胃口比以前小了，不用再攝取那麼多的食物量，真實感覺身心都輕盈許多。

個案的飲食問題

· 產後一直瘦不下來
· 懷第二胎時特別愛吃高熱量食物，生產當
　天是 80 kg
· 要照顧小孩而睡眠不足、內分泌失調
· 吃過代餐、直銷、減重產品、中醫都失敗

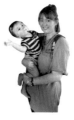 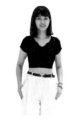

Before!　　After!

30歲黛儀 · 1年成功減重 **18.6** kg!

	減重前	減重後
體重（kg）	75.8 kg	57.2 kg
體脂肪重（kg）	28.9 kg	14.6 kg
骨骼肌重（kg）	25.6 kg	23.1 kg
體脂肪率（%g）	38.2%	25.5%
腹部脂肪分析	14.6 kg	7.1 kg
內臟脂肪級別 （標準級別 4 ～ 5）	14	6

營養療程重點

黛儀是二寶媽，剛生完第二胎的哺乳期就來諮商減重。她平時的飲食習慣是特別
愛吃肉，但忽略了肉品的油脂高，所以減重前期我們讓她先控制攝取蛋白質的量，
然後補上所需的蔬菜份量。另外她本身願意運動，加上她的飲食控制做得不錯，
有營養師在旁陪伴改善，把握產後一兩年的黃金瘦身期，讓她成功瘦下 18 公斤，
恢復產前的窈窕身材，成為漂亮有線條的辣媽！

個案的飲食問題

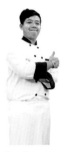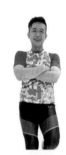

· 職業是廚師，不斷試菜導致身材失控
· 一有壓力就想大吃大喝
· 年紀漸長後，代謝變得很差，就算運
　動也瘦得有限

Before!　　　After!

42歲Benny · 7個月成功減重 **19.7**kg!

	減重前	減重後
體重（kg）	97.8 kg	78.1 kg
體脂肪重（kg）	36.1 kg	17.8 kg
骨骼肌重（kg）	34.7 kg	33.9 kg
體脂肪率（%g）	36.9%	22.8%
腹部脂肪分析	18.6 kg	9.5 kg
內臟脂肪級別 （標準級別 4～5）	16	7

營養療程重點

Benny 平時在廚房工作，環境很熱又要試菜，所以白天通常吃不下，但回家後心情放鬆了，就會一直吃。他先前有減重經驗，但感覺到年紀漸長後單靠運動也不易變瘦，因此想嘗試不運動也能變瘦的飲食法。我請他減少試菜頻率之外，早、午餐沒空吃完整餐食的話，也要吃點地瓜、水煮蛋或喝杯豆漿、牛奶，避免一整天太餓而在晚餐暴食。並請他晚餐時吃得營養均衡，白天時吃不足的蔬菜量於晚餐確實補足，半年後就看到體重下降的成效。

從個案分享中，可以看到大家的飲食問題都不同，也遇過部分個案會說，一早起來沒胃口而不太想立即進食，但到了晚餐就胃口大開、食慾很好。通常早餐沒胃口的人一定有原因，可能是前一天吃太飽、太晚吃，或是這陣子身體真的不需要那麼多熱量，又或者工作很忙或煩燥所以忽略了「餓」的感覺。建議想減重的人，睡前至少 4 小時用餐完畢、讓胃排空，以及增加日間的活動量，讓隔天早上胃口好一些，如此就能把早餐午餐的進食時間拉長，也減少晚間暴食的可能。

◐ 從 21 天開始，內化飲食習慣

　　剛開始減重的朋友，先用以上的概念把食物吃對、吃足，再搭配攝取足量水分，有耐心地持續做 21 天，通常就能感受體重開始有些變化。一開始的減脂期就像爬山上坡，會比較辛苦一些，這期間提醒自己的理想目標在哪、從小地方慢慢修正飲食習慣，以每週為單位、每週進步一點，在減脂期創造出熱量赤字，維持期就能輕鬆許多。

　　「你現在的身體狀況，是過去綜合的呈現」，不用心急在一兩週內就看到效果，給身體一點適應的時間，先把營養缺口補起來，因為負數狀態要立即轉正，如此對於心理的壓力也會過重。特別是體重基數比較大的人，更要著重按部就班，讓身心都習慣這樣的飲食法之後，才能逐步調整回健康的「瘦體質」。接下來的章節要為大家說明「21 天代謝回正飲食」，這套飲食方式的核心概念是「吃對食物」，將分成每週、每月計劃，讓你可以循序漸進跟著執行。

▶ 瘦用一生的 21 天代謝回正飲食

心理準備、了解自己和養成記錄習慣

重點 1・減重前的心理準備及規劃

第 1 週為心理準備週，先調整好心態，並且列出日常飲食的狀態，看看可從哪邊切入做改善，先蒐集相關資訊了解以往的狀況，以及列出未來的減重目標。

● **以往**

之前花了多久時間變胖的、是否做過手術、是否有長期用藥習慣或宿疾…等。若是孕媽咪的話，先回想生產後大概多久瘦下來。

● **未來**

設定期待的減重目標（包含短中長期）、想變成什麼樣的身型、覺得身心最舒適的體重…等。藉此建立起合適自己的計劃、決定減重速度，願意花多少時間與心力在這個計劃上。

重點 2・養成量體重體脂、記錄用餐的習慣

每天量體重和體脂（起床後未上大號前以及睡覺前），睡覺前量體重能知道你今天吃了是否過多食物。然後開始三餐都做飲食紀錄，藉此觀察每日吃飯的時間點、餐食份量及內容物、用餐習慣…等。同時，回想自己通常吃幾分飽、餐間有微餓感嗎？平常的睡眠狀況好嗎？這些細節都很重要。

改變飲食總量、進食順序、定時定量

重點 1・先規劃一天飲食總量

用你的基礎代謝率推算一天三餐能吃的食物總量,規劃飲食內容和比例。包含一天可以吃幾大卡、食物份量,建議減脂初期的人,用 211 餐盤和參考食物份量代換表會比較方便。外食族群也可參考 Chapter 3 的「紅黃綠燈食物」,每天吃食內容的 80 ～ 90% 是綠燈食物,10% 為黃燈食物、紅燈食物則在 5% 以內。

若計算之後,發現每天能吃的食物總量和原本的飲食習慣差很多,可以先打 8 折讓自己先習慣,忌諱一下子做太大的改變或限制,會讓人想放棄。舉例來說,減脂期的女性每天是吃 1200 大卡,但你平時都吃到 2400 大卡,這時先打 8 折,再嘗試 7 折,慢慢走到減脂期的理想份量。

重點 2・學習改變飲食順序

為避免進食後的血糖一下子升高,先吃低升糖指數的食物,也就是先吃蔬菜,再吃蛋白質,最後是碳水化合物。

重點 3・建立起用餐規律性、穩定度

避免大小餐,或是餐與餐間隔太短,如此能讓血糖不易波動,胰島素也不會一直分泌而使得濃度太高,血糖得以處於穩定狀態。

重點 4・觀重體重變化

學會觀察體重的波段變化曲線，若用體脂機來紀錄會更加理想。即將每週若減少原本體重的 0.5～1.2%，代表已經抓到瘦身節奏感，後續減重會更有感。

餐間保持微餓感，啟動糖質新生作用，此外也逐漸補足營養缺口

重點 1・習慣微餓感

讓胃習慣減量以及產生「微餓」的感覺，微餓感能幫助身體產生糖質新生作用，有助於燃燒脂肪。如果餐與餐的間距太近，或一餐食物攝取總量太多，都比較不易產生微餓感。舉例來說，中午 12 點吃飯，大約下午 4 點消化完畢，這時有點微空腹感，5 點開始覺得小餓，此時可喝點水或有味道的無糖茶飲，或吃點無糖堅果，6 點左右再吃晚餐。如果每餐都有攝取到碳水化合物和蛋白質的話，能延緩胃排空的時間，再配上足量蔬菜增加飽足感；還有加上好的油脂，也能延緩飢餓感。

重點 2・觀察身體是否進入狀況

如果前兩週有確實做飲食調整的話，足夠的營養和能量會慢慢調整身體，營養缺口也開始一點一點被滿足，差不多從第 3 週開始，身體就能進入療程狀態。有些個案在第 3 週測量 Inbody 時，會發現到肌肉量回穩，而且精神比較好、睡得也比較好，大家可以檢視一下是否有類似的變化。

適度增加運動、睡眠充足

重點 1 · 增加運動量

第 4 週持續觀察身體狀態和變化，這期間可增加核心運動和有氧運動。如果體脂率是 30% 以上但肌肉量足夠的人，可主攻有氧運動；若是泡芙型的人，肌肉量本來就比較少，建議增加核心運動和有氧運動，兩者的比例是 1：1。

這時期已經減得很好的人，可以多做肌力訓練，讓瘦下來的身體更緊實有線條感。基本上，第 4 週算是穩定期，有些人可能會發現味蕾逐漸改變，吃加工品、油炸物時會覺得胃部消化不良，或是吃同個食物卻和以往的感覺不一樣了，這代表你要即將要轉變成瘦體質囉，準備進入之後快速瘦身的時期。

重點 2 · 維持睡眠充足

如果前 3 週的飲食已經有改變，或是習慣大幅減少或不吃加工食品的話，將有利於睡眠品質提升。請繼續維持充足睡眠，有助於身體在夜間可以好好修護、產生瘦素。

起步衝刺的關鍵期

通常第 1 個月的動機最強、執行力最高，是重要的關鍵期。綜合前幾頁提供的 4 週重點，一股作氣地幫助身體進入節奏感中。根據以往的診間經驗，如果第 1 個月確實做到飲食控制的個案（飲食控制的目標達成率 90 ～ 100%），大多可以減到 2 ～ 3 公斤以上；若做到 80% 調整的個案則可減掉 1 ～ 2 公斤左右。此時期的體脂率開始下降，無論味蕾或身體反應都會比以往敏感。把握第 1 個月養成規律性很重要，讓身體清楚辨別要進入新的狀態了。前幾週飲食控制做得好的人，也能感覺和以往比起來，胃口有變小的感覺。

逐漸習慣改變的穩定期

第 2 個月開始，會覺得「把食物吃對」以及對於份量調整都逐漸得心應手，因為先前的 21 天已幫助你建立起新的飲食習慣，體重會降得比較快。但有些努力執行飲食控管的個案開始覺得吃的內容有點無聊，這時每週可安排吃一餐快樂餐作為鼓勵，但前提是每週仍吃得健康、有掌握好減脂期的營養素份量才行喔。快樂餐的前三天、後三天可使用「平衡餐」的方式來截長補短，舉例來說，中午要聚餐，早餐、晚餐就要吃少，創造出熱量的空間，並且喝足一天所需的水量、攝取足量蔬菜，那麼午餐就可以放心地去吃快樂餐。第 2 個月持續維持減脂期的飲食方式，但切記「不是吃得少就瘦更快」，以免身體無法辨別目前的狀態，保持穩定度就是這個月最主要的目標。

瘦身有感，但有的人會碰到停滯期

已經很習慣減脂期飲食的人，第3個月開始會發覺腰間肉不見了、體脂率也下降到某個程度。但對有些個案來說則是減重時的平緩期，也就是停滯期，體重可能會卡住兩週左右。我遇過卡關兩個月的少數個案，體重無法下降難免讓人感覺挫折，開始懷疑自己這樣做到底對不對。不用擔心，只要持續做對的事就好，通常會有兩個建議，一個是等身體準備好了，自然走到下個階段。如果你的意志力和身體狀態都良好，另一個方式是使用間歇性斷食介入（短期內），或是增加運動量、運動強度或拉長運動時間，幫助自己順利通過此期間。但更重要的是，不要給身體過多壓力，放鬆心情、睡眠充足，告訴此時期的自己：「不胖就是一種瘦」！

通過停滯期，體重又下降到新階段

通常減重到第4個月的人，會減掉原本體重的 10% 左右，如果你又成功通過停滯期，真的恭喜你要往下個階段邁進了！許多個案會反饋不僅胃口比以往小很多，對於加工品高熱量的依存也變低。第4個月可讓身體休息一下，算是小小的平緩期，比方前兩週維持並稍作休息，後兩週繼續減脂（或是相反過來）。維持期可以比減脂期多吃 1～2 份的蛋白質和碳水化合物，感受身體飽以及餓的感覺，同時觀察肌肉量和脂肪間的變化。有的人這時已瘦了 10～15 公斤，建議先別買新衣服，到第6個月後再買，那時你對自己的外型會有不同看法。有些個案到第6個月後還會做健檢，不少人都發現自己的血糖血脂，甚至是內臟脂肪都下降了！

▶ 想要更快瘦，間歇性斷食法適合我嗎？

近年來，減醣、低醣飲食、斷食概念的盛行，讓許多人趨之若鶩想要跟著嘗試各種「數字減重法」，也就是間歇性斷食。這幾年在外的教學或講座上，這類主題的確很受歡迎，許多想要在短期內就看到減重成果的人，就會實行 168 斷食、52 斷食…等方式。所以滿多診間個案也會好奇地問：「我想要試試斷食，但不知道自己適不適合？」以下就來談談間歇性斷食法適合什麼樣的人。

168 斷食法

這應該是近期內最紅的斷食法了，在一天的 24 小時內，維持 16 個小時不進食，一天所需的食物在 8 小時內吃完。這種間歇性的斷食法是利用長時間不進食的方式，進而促進啟動「糖質新生作用」，也就是讓身體加速燃燒脂肪或蛋白質的能量。但因為一整天只有 8 小時可以進食，吃的食物內容和份量就要特別留意及選擇，包含總熱量的控制、營養素是否足夠，否則仍無法達到減重效果。在可以進食的 8 小時內，我比較建議只吃兩餐或是 2.5 餐就好，因為吃三餐的話，餐與餐的間隔太近，消化的時間不夠，反而可能造成腸胃負擔。

如果非常想嘗試 168 斷食的話，不妨從 12 小時不進食開始嘗試，然後漸進改成 14 小時不進食，待身體適應情況都很理想，再進行到 168 斷食，也就是 16 個小時不進食。斷食期間，除了以營養密度高的食物攝取為主，在適應初期也可喝少許無糖豆漿、無糖茶，待逐漸習慣後，斷食期間就只喝水或黑咖啡。若覺得成效良好或身體完全能夠適應的人，並且在日常生活作息允許的情況下，有時還會直接改成一天只吃一餐。

52 斷食法

　　是以一週7天作為斷食的週期，其中5天維持正常飲食，2天進行斷食，但要注意斷食不要連續兩天，可以是3天正常吃接著斷食1天，再正常吃2天接著斷食1天。在斷食的當天，食物攝取的份量需減半，但營養素的比例不變。有些採取52斷食法的人，會選擇斷食的2天幾乎不吃固體食物，只飲用流質食物。但以營養角度來看，會比較不鼓勵這種方式，因為透過咀嚼來攝取食物會比較好，而且對有些人來說，只攝取流質食物不夠有飽足感，反而會處於長期的飢餓感中，使得白天的精神不好或脾氣欠佳。

　　在診間遇過一位個案，他本身是老闆，工作忙、應酬也多，所以常常大小餐，以前年輕時只要少吃就很容易瘦下來，所以對發胖這件事不以為意。但邁入中年之後，突然驚覺已經無法像以前一樣快速瘦下來了，所以來尋求營養諮詢。一開始，他按照我的飲食計劃進行，破百公斤的體重很快就有明顯效果，不過求好心切的他，想要加快減重速度，於是自行進行52斷食法，而且還是連續2天都不吃。長時間處在飢餓狀態下且營養不足，體重竟開始卡關，測量Inbody後更發現肌肉量快速下降，體脂肪卻增加了。斷食不是不好，但他的方式過於激烈躁進，身體一下子無法適應，反倒損失了肌肉而得不償失，建議大家還是要尋求專業評估再進行為宜。

○ 哪些人不適合斷食？

之所以會有這麼多種減重用的飲食法，就是為了建立一種規範，限制進食的頻率和時間，好讓人依循著進行。但其實沒有一套飲食方法能百分之百適合每個人，還是得視個人所需來微調。168 斷食、52 斷食這類間歇性斷食法的確有一定的效果，但空腹時間較長，若本身已有血糖問題，例如：糖尿病患者，或是胃不好的人（包含胃潰瘍、容易分泌胃酸、胃食道逆流…等），都不建議貿然採用斷食法。通常在個案遇到減重停滯期時，我才會讓個案用斷食法來介入。

進行間歇性斷食法之前，不妨先想想看自己是否能接受一輩子採用這種方法，或是只把它當成階段性任務來執行？如果覺得斷食本身太痛苦，或和原本的生活作息搭配有困難，甚至必須犧牲或改變某部分的生活方式，就值得好好深思考慮是否要嘗試。人的本能就是會避開痛苦的事情，在減重這條路上，若走得痛苦就難以持久，漸進式地調整讓身心舒適開心，也才能達到永久不復胖的健康成果。

○ 不適合斷食的人，不妨嘗試減醣飲食

想要認真減少醣類攝取的人，倒是可以試試看「低醣飲食」。不需要嚴格控制碳水化合物，而是把份量減少至「每日營養量的 20% 以下」即可，實行起來比較簡單。減少攝取碳水化合物的好處是，能量大部分都被儲存在暫存區內，可以即時被消耗掉，降低合成脂肪的機會。每餐不吃飯就覺得不會飽的人，不妨從減少醣類份量開始做起，比方每餐的飯量減半，並且多吃一份蔬菜或蛋白質來補足飽足感，以代換的方式持續下去，就能逐漸看到效果。

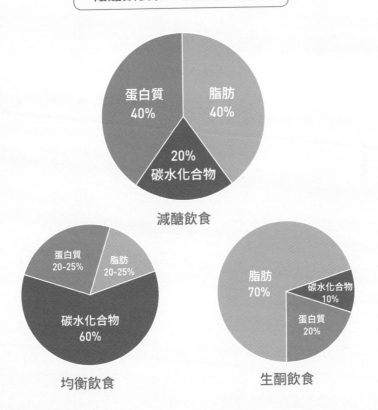

低醣飲食和一般飲食的差別

蛋白質 40%
脂肪 40%
20% 碳水化合物

減醣飲食

蛋白質 20-25%
脂肪 20-25%
碳水化合物 60%

均衡飲食

脂肪 70%
碳水化合物 10%
蛋白質 20%

生酮飲食

如何執行減醣飲食

DO
好食天使

含糖量低的水果
纖維質高的碳水化合物
維持食物原型的烹調方式

DON'T
增胖惡魔

糊化程度高
精緻加工澱粉
增加糖的食品、飲品

▶ 抓到瘦身節奏感，脂肪遠離你

無論是哪種飲食法，都不會完全符合每個人的需求，也各有優缺點，不見得是走捷徑。我們不如回到原點，看看自己的日常飲食是多了什麼、少了什麼，才會讓身體機制逐漸鈍化。正確的減重是一個「營養療程」，不透過藥物的方式來治療身體，引導你吃對、吃足、吃好，讓營養注入更完善，幫助身心回到原本的正常狀態。而減重只是短中期的目標，維持良好的飲食方式才是長期所需。

○ 減重期間和自己比較就好，身心回饋才是最重要的！

我常跟正在減重的個案們說，人體每天的狀況都不太相同，我們透過營養調整與生活習慣的改變，是為了讓自己處於一個良性而穩定的動態平衡狀態。而朝目標執行的過程中需要抓到節奏，但每個人的節奏不一樣，不必和別人比較。就好比我們過生活一樣，有些人喜歡緊湊的生活步調、非常目標導向，有些人就喜歡享受悠閒自在感，重點是在這過程中你覺得舒適嗎？這樣的改變是否讓你開心？有讓你確切看到身體逐漸回到正循環嗎？不妨在減重過程中一邊試問自己看看，而不只是盲目跟風只追求數字的下降，卻忘了停下來感受內心深處真正的聲音及覺察身體的回饋。

很多人減重都想趕快看到效果，覺得瘦越快越好，但站在維持健康的角度來看，瘦太快並不是件好事。理想的減重速度大約是每週減輕原本體重的 0.5 ～ 1.2% 左右。舉例來說，一位 60 公斤的女生每週減下 0.3 ～ 0.72 公斤為健康的理想值，這邊指的公斤數純粹是脂肪的部分，如果發現減重過程中，肌肉也同時流失掉，就表示飲食方式需要再次檢視及調整。除非

以前可能是運動員，本身肌肉量佔比偏高，這時可以允許少部分的肌肉量流失。

　　此外也想提醒大家，每個人的減重體重起始值不同，例如有的人是從 65公斤開始減，有的是 90 公斤開始，加上各自的身體狀況、壓力來源、睡眠品質也不同，減重成功需要的時間自然也不一樣。以每週減少 0.5～1.2%這個速度來進行，推估大約 3 個月就能順利減重 5%。如果希望減少原先體重的 10%，通常會建議理想的目標週期為 3～6 個月左右，操之過急不僅對身體造成太大負擔，也可能為了要快速達到目標而必須讓生活、飲食都做出很大的改變，造成執行上的痛苦而做不下去，一旦不易持久就容易使得減重失敗。

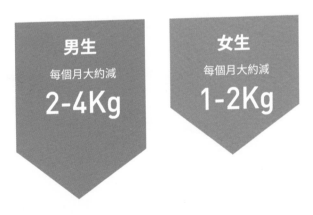

生理性別不同，每月減重速度也不同

男生
每個月大約減
2-4Kg

女生
每個月大約減
1-2Kg

**這是因為男性的肌肉量原本就比女性來得多，
脂肪量也比女性來得少的緣故。**

小知識

急速減重對身體有哪些不好的影響？

最常見的就是「溜溜球」效應，一開始會感覺體重下降快，一旦停止飲食控制，體重反彈的速度也快，甚至比減重前更胖。太快速的減重也會造成睡不好、心情不好，有些女性還可能出現生理期不來、掉頭髮…等現象。有些產後媽咪更是特別希望生產後迅速減重，以一般情況來說，我不太建議產後立刻減重，因為有泌乳需求，不妨等到 3 ～ 6 個月的哺乳期過後再開始還不遲。另外也有些媽咪在孕期時害怕體重增加，而過度刻意少吃，懷孕期間應該吃得營養也吃得開心，能為自己控制份量及食物就好，無論不吃或暴食的極端方式都會讓身心有壓力。

○ 減重初期做記錄，協助你更快進入減重節奏

開始減重的初期，大家可以每天為自己記錄吃了哪些食物，以及定時量體重體脂…等。蒐集這些資料，是因為每天的體重都會出現些微變化，有時增加有時減少，如果今天體重比昨天微幅上升了幾百公克甚至 1 公斤，也無須過於驚慌，不一定是真的變胖了，有可能是因為最近可能水喝不夠、太晚就寢、沒有正常排便所造成。有些個案在減重期間，如果前一天吃了大餐或速食，隔天早上就會很緊張地量體重，一旦發現自己變重了就很焦慮。吃進身體的食物雖然有可能反映在體重上，但不會隔天立即造成體脂上升，減重時最重要的還是觀察體脂是否順利下降。因此，單看一兩天的體重數值變化真的不太具有意義，以每週為基數拉長時間來看，才比較有參考判斷的價值。

沒有體脂計的朋友，仍建議每天量體重，每週找出體重最低的數值，然後觀察這週的最低點是否有比上週的最低點再來得低一些，如果每週都呈現出微幅下降的狀態，那麼恭喜你，你的身體正處於減重的節奏感中，也可以為自己記錄一下目前吃的這些食物為身體帶來什麼樣的感受。

○ 每週檢視身體變化，確認是否處於減重節奏感中

通常和初診的個案們說，請為自己做飲食記錄喔，不少人會覺得「好麻煩！」「我哪有時間記這個」而心生抗拒。但飲食記錄是個利器，也是個照妖鏡，尤其在減重初期，很多個案透過飲食紀錄才意識到：「原來我一整天吃了這麼多東西？」如同記錄每日花費的流水帳一樣，每天記錄累積下來，每週、每月就能檢視分析是否有吃進正確且足夠的營養素。根據我在診間經驗的觀察，願意花至少 21 天來記錄飲食，同時有 80% 的比例遵照飲食建議來吃的個案，通常就能順利地進入減重節奏中，進而看到體重體脂的改變成效。

進行飲食記錄約 2 ～ 3 個月且減重穩定下降之後，就比較不需要餐餐做記錄了，因為飲食習慣已經內化、變成很自然的事，身體主動會提醒你什麼是該吃或不該吃的食物。有很多個案在減重幾個月之後，回診時都會陸續提到：「以前吃下一整塊雞排好過癮，現在吃了半塊就膩了」、「以前每餐吃兩碗飯還覺得不夠，現在只吃完一碗飯就覺得好撐喔…」、「本來我每天都要一杯全糖珍奶，現在覺得喝無糖茶就很滿足，有時候一天還只有喝水」，這些變化都表示透過正確的飲食，將身心引導回原本該有的狀態，對於高熱量食物的依賴感也會降低非常多。

○ 聆聽身體的感受，不需要操之過急

　　如果在減重過程中，發現自己體力變差、沒有精神、覺得疲憊，甚至膚況也變差了，這就表示目前的飲食方式可能有狀況。曾經有位個案，在減重期間自行減少飲食建議量，原本他的蛋白質和碳水化合物每天需吃到 5 份，但他自行減至只吃 3 份。一段時間下來，他發現排便不順、容易有疲倦感…等現象，這是因為吃太少而導致身體所需的營養素不夠的緣故，且無益於減重進度的推進。發現身體的改變後，他又乖乖吃回建議份量，所幸不好的身體反應就逐漸消失了。我也遇過一些個案來接受營養療程前，是用吃藥的方式快速減肥，常覺得身體很不舒服，還會心悸、手抖…等，這種身體的異常都不應該是減重時期該出現的反應。

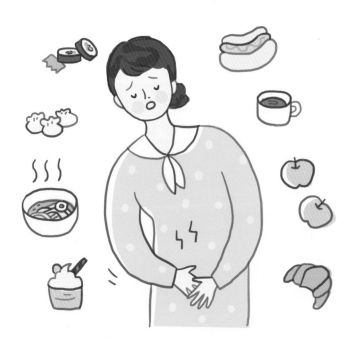

減重時遇到停滯期該怎麼辦？

　　若你以健康的方式進行減重，一旦減輕原本體重的 10% 左右之後，身體會啟動保護機制，檢視能量（食物）來源減少是否對整體運作造成影響。換句話說，身體進到了節能模式，因此這個階段的體重會停滯不動，一般常稱為「停滯期」，是讓不少認真減重的人感到挫折的關卡大魔王！但我覺得比較適合稱為「休息階段」，就像 Chapter1 提到的「登山理論」。我們登山時朝著山頂一直前進，走到某個階段覺得疲累了，會到山中小屋休息一下，待身體恢復了，再繼續朝山頂邁進。而體重停滯住的期間，就是到山中小屋小憩，等待休息並適應調整一下再出發。

　　停滯期看似沒有進度、讓人灰心，但其實身體仍在累積能量，是一種自然的保護機制。只要能持續健康飲食，停滯的平衡會被再次打破。有時感覺體重好像沒有明顯變化，但是身體的肌肉、脂肪、水分的比例，已進入到一個比較好的狀態。

小知識

減重過程是階梯式的逐步下降

通常減重過程是以「階梯式」的趨勢往下降，停滯期的體重及體脂都下降得很慢，甚至是完全停住。面對停滯期感到灰心是很正常的，大家不妨以正面心態看待，會出現這樣的人體自我保護機制，是代表身體已充分感受到你的變化和不同了，所以才會啟動節能模式，好讓熱量攝取與消耗可以達到平衡狀態。記得只要持續吃對食物就沒問題，安心等待走到下個新階段喔！

只是，休息階段的時間長短因人而異，有的人可能只需 2 週，有的人卻需要長達 2 個月，這時候很多人會心急焦慮，開始質疑目前的飲食方式是否有效，甚至有的人就放棄了。我都會一再提醒大家別心急，仍持續按照原本的減重計劃繼續執行，若不排斥運動的人，此時間可以適度增加運動量來幫助代謝。等待身體累積足夠「繼續瘦」的能量之後，就會進到下個階段，又再度進入減重節奏感中，屆時體重就會逐漸下降了，這段期間，體質也會朝著不易變胖的「瘦體質」來改變。

有一位女性個案，在進行減重的第 1 個月，很認真地按照我的建議來執行飲食計劃，但在體重和體脂上卻看不出明顯的成效而感到沮喪。很多自行減重的人在這階段可能就選擇放棄了，但以營養師角度來看，她之前長期處於營養不均衡的狀態，所以第 1 個月的飲食是讓她先補足營養缺口，雖然沒有很快地反應在體重和體脂數字上，但持續做對的事情，一定會讓身體調整好狀態。果然，她不灰心地堅持正確的飲食習慣，到了第 2 個月之後，身體就順利進入減重節奏中，也開始明顯看到體重數字下降。

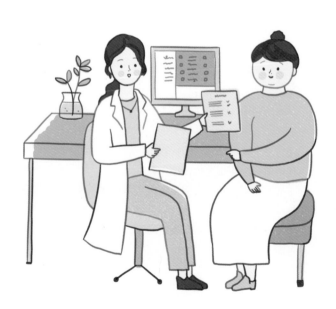

○ 停滯期的介入 —— 改變飲食時間與結構

　　此時若沒有專業人士在旁加以說明與鼓勵，的確容易產生挫敗感或選擇
放棄。通常我會依照個案狀況給予建議，主要有兩個方向：

1. 如果心理上完全接受停滯期，建議持續健康的飲食習慣，等待渡過這
   段期間即可。
2. 如果希望盡快突破停滯期，建議增加一些肌耐力的訓練，或採取「輕
   斷食」、「低醣或減醣飲食」來改變停滯的平衡狀態。同時，要特別注
   意照顧自己的心理狀態，增加一些紓壓方式，避免太過焦慮或放大挫
   折感。

停滯期介入的飲食建議

輕斷食	低醣飲食
透過禁食減少胰島素分泌，增加升糖素分泌，將體內肝醣消耗完畢，轉而利用脂肪作為能量來源。	透過減少碳水化合物的攝取量（一天約 50～150g），同時提高蛋白質攝取的比例。
男性一日熱量為 600 大卡 飲食比例　碳水化合物　4份 　　　　　蛋白質　　　4份 　　　　　蔬菜　　　　4～5份	**男性一日熱量符合基礎代謝率** 飲食比例　碳水化合物　4份 　　　　　蛋白質　　　8～9份 　　　　　蔬菜　　　　5份
女性一日熱量為 500 大卡 飲食比例　碳水化合物　3份 　　　　　蛋白質　　　3份 　　　　　蔬菜　　　　3～5份	**女性一日熱量符合基礎代謝率** 飲食比例　碳水化合物　2份 　　　　　蛋白質　　　7份 　　　　　蔬菜　　　　5份

○ 讓大腦和身體一起同步，減重效果加倍

在減重過程中，就像在登山時有晴有雨，我常跟個案說要快樂地減重，身心才能合一！進行減重時，其實人體是很敏感的，會感知你要帶領它往哪個方向走，從過去的沒有規律走向規律，從紅燈食物改選擇綠燈食物來吃。當身體持續收到這樣的訊號，就會從舊模式進入到新平衡中，減重效果就會很強。

當正確的擇食觀念及飲食習慣已被固定且維持，逐漸完成減重目標後，可以為自己安排一週有一次「快樂餐」，吃自己想吃、愛吃的食物作為鼓勵。因為先前努力維持的飲食習慣已為你的身體提升代謝率、找回原有的燃脂機制，即便有一餐不設限地吃，身體也能良性地平衡回來。但如果減重過程太過壓抑，極度限制自己和身體的壓力易使人又回到不良的飲食模式，而且這時反彈所造成的不良反應，將會比以往更強烈！

當你回復到理想中的體重與身形時，心態上也會隨之變化，從中獲得某種成就感，當這種感受擴及到各個生活層面之後，因為對自身及生活的滿意度提高，同時也找到紓壓方法，避免只用「吃」來排解壓力，自然就不會再次落入「壓力大→亂吃→變胖」這種無限循環中，減重不只是數字的改變而已，更涉及心理與生活的各個層面，唯有身心同步，才能讓自己往更好的方向邁進！

▶ 想要長期瘦，每週給自己一次快樂餐

　　在中華職棒聯盟工作的 Albert 經常需要出差，全台球場跑透透，長期高壓工作的他常常一忙完就是接近半夜了，這時候去美式餐廳大啖一頓漢堡類的速食，成了他工作後的紓壓時光。也因為這樣，體重在幾年間不知不覺地攀升到人生高峰，健檢也出現許多紅字，讓他開始正視減重這件事情，而來尋求營養諮詢。因為 Albert 是美式速食的愛好者，我沒有要求他一下子完全戒斷所有速食，而是引導他計算如何食物的份量，掌握蛋白質、脂肪和醣類的正確攝取量，加上吃足蔬菜來修正飲食習慣。

　　據研究顯示，當我們吃進高熱量或油炸的食物時，大腦會分泌快樂素而讓人產生愉悅感，這也是為何很多人很難拒絕油炸或高熱量食物誘惑的原因。有時候透過這種愉悅感，能消除生活中的壓力與焦慮感，但卻要身體付上變胖的代價，仔細想想是否有點得不償失呢？

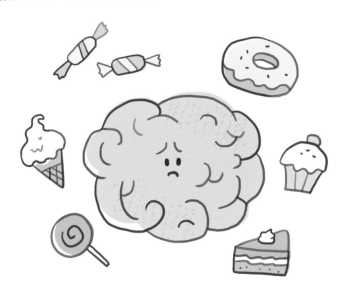

當我們吃進高熱量或油炸的食物時，大腦會分泌快樂素
而讓人產生愉悅感，久而久之很難抗拒吃這類食物。

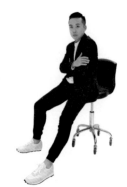
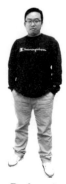

個案的飲食問題

·工作壓力大、工作時間長,常需出差
·下班後常是半夜了,都會吃宵夜
·熱愛美式食物(漢堡、薯條…等)
·健檢多項紅字,被醫師警告要減重

Before!　　After!

39歲Albert · 6個月成功減重 **19.5**kg!

	減重前	減重後
體重(kg)	79 kg	59.7 kg
體脂肪重(kg)	27.9 kg	11.2 kg
骨骼肌重(kg)	28.7 kg	26.9 kg
體脂肪率(%g)	35.3%	18.8%
腹部脂肪分析	14.3 kg	5.3 kg
內臟脂肪級別 (標準級別 4～5)	12	4

營養療程重點

每週吃 4 次以上的速食是 Albert 覺得很快樂的事,他剛來診間諮詢時,不太相信只要「吃對食物」就能變瘦,一開始只抱持嘗試看看的心態。我和他說,吃速食的熱量容易過高,但營養素卻是不足的,先改成一天吃足 3～5 份蔬菜,選擇沒有油炸過的蛋白質,同時避開精緻澱粉,但仍可以一週選一餐吃速食當成快樂餐。他嘗試 1 個月後,發現正常飲食讓他吃飽不會餓,從檢測數值上也能看到身體重啟代謝機制了,幾個月後他主動分享沒那麼想吃速食了,這樣的改變讓他很驚喜又願意持續做下去。

我和 Albert 說，減重期間以診間建議的飲食方式為主，降低澱粉攝取、每餐要有多種蔬菜做搭配，只要你懂得算份量、熱量和飲食內容，而不是完全不能吃速食。Albert 願意進行飲食調整及控制一段時間後，一年內讓他減掉近 20 公斤，從他驚呼居然能回到 20 年前的身材，同時感受到健康飲食所帶來的改變。他主動分享，感覺身體不再需要那麼多的油炸物或高熱量食物，想吃速食的次數也比以往減少非常多，更重要的是，他終於重拾自信心，很喜歡現在的自己！

○ 適度放鬆，偶爾享受吃大餐的愉悅感

在減重期間，偶一為之吃一餐速食來當作中場休息時的「快樂餐」不是壞事，畢竟在飲食調整的過程中，有時需要一點放鬆來緩衝。如果減重期真的很想吃速食，建議你先檢視目前的飲食狀況，如果你已經 21 天努力創造出熱量赤字並且每個月穩定減掉 2 公斤，一週有 6 天都做到 80% 以上的營養管理，那麼一週吃一餐速食，並不會帶來不好的影響。

吃完快樂餐，也不需要強加罪惡感在自己身上，既然選擇要吃，就要開心吃！可以視情況調整下一餐或是隔天的餐點內容，例如像 Albert 一樣增加蔬菜量攝取，或者透過運動來消耗熱量。適度放鬆吃大餐，就好像工作久了也需要適時休息一樣重要，降低痛感，減重之路才會走得順利且甘之如飴。

> **小知識**
>
> 減重時可吃的零食點心
>
> 無熱量、無加糖或是不扣碳水化合物及蛋白質的食物作為減脂期零食的第一優先選擇，例如：零卡果凍、無調味烤海苔…等。若是鱈魚香絲、70% 以上純黑巧克力、茶葉蛋、無糖豆漿，則需算在一整天的總碳水化合物與總蛋白質量裡喔！

▶ 搭配運動為心紓壓，
把身體帶入正向循環

　　想要減重，80% 可透過飲食來達成，但搭配運動的確會讓效果更好，減重過程也更加有效率。運動不只是為了消耗熱量還能紓壓，刺激大腦分泌讓人感到快樂的荷爾蒙，會把身體帶入更正向的循環中。特別是已經成功瘦下來的女性，我很鼓勵她們多多培養運動興趣，這時候就不是以減脂為目標，而是透過運動來雕塑體型，讓身形更加好看且緊實。

◎ 從喜愛的運動開始嘗試吧

　　像我本身不喜歡太劇烈的運動方式，例如：要負重很大的運動、競技類運動，我也試過跑步、游泳、跟著影片跳有氧運動…等。後來接觸到瑜伽，覺得特別適合自己，因為我的工作需要久坐和久站，每次練完瑜伽後，無論肌肉或身心都很放鬆，晚上也變得很好睡，同時感覺有訓練到肌耐力，所以後來一直持續做瑜伽。之前減重進行飲食控制的時期，我每週會做一次瑜伽，有時甚至到三次，每次練 1 個小時，持續大約 6 ～ 8 個月後瘦下8 公斤，從那之後就一直保持做瑜伽的習慣到現在。選擇適合自己的運動其實和建立飲食習慣很像，必須先了解自己的個性，才能找到想要長期做的運動項目，讓它成為你生活的一部分。

　　有些個案開始建立運動習慣後會問我：「要先針對『減脂』還是『增肌』？我通常會建議「先減脂再增肌」，這是因為「分解」和「合成」不會同時進行，先讓脂肪變小變少，等瘦到一定程度之後再來增肌會更有感，而另一方面，因為你先對飲食內容及內容已有一定的認識與了解，日後進行增肌時，更能掌握應該要吃什麼、怎麼吃才能真正幫助自己。

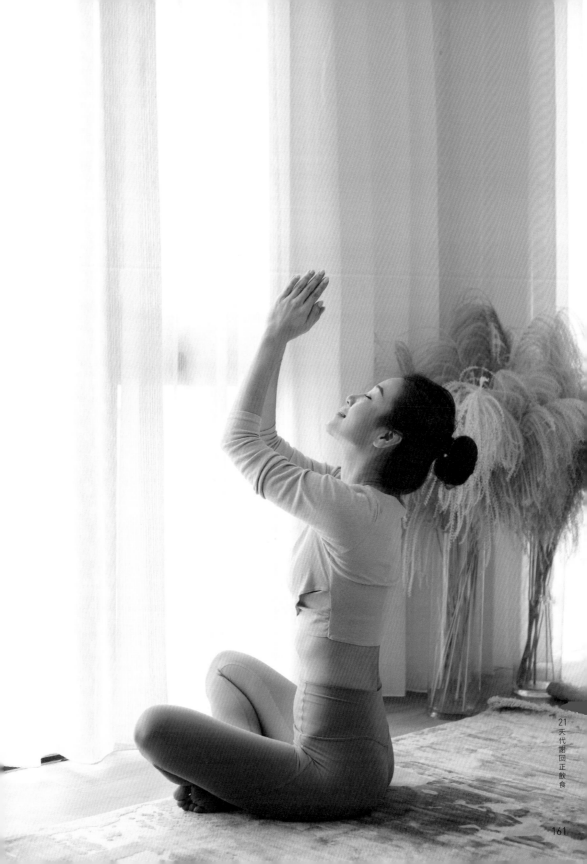

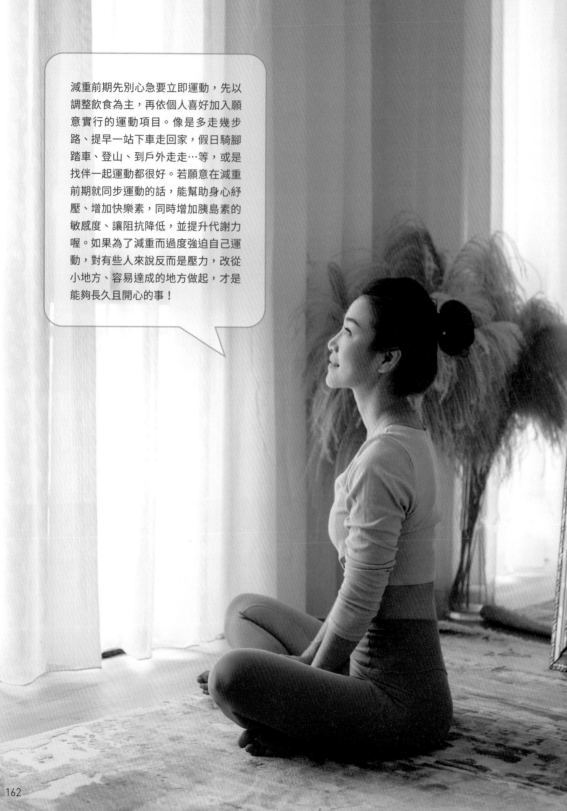

減重前期先別心急要立即運動，先以調整飲食為主，再依個人喜好加入願意實行的運動項目。像是多走幾步路、提早一站下車走回家，假日騎腳踏車、登山、到戶外走走…等，或是找伴一起運動都很好。若願意在減重前期就同步運動的話，能幫助身心紓壓、增加快樂素，同時增加胰島素的敏感度、讓阻抗降低，並提升代謝力喔。如果為了減重而過度強迫自己運動，對有些人來說反而是壓力，改從小地方、容易達成的地方做起，才是能夠長久且開心的事！

還有一個族群，我也建議可增加運動量，就是進入更年期的女性。因為女性在停經後，荷爾蒙的分泌會減少許多，使得脂肪形成機率增高。在診間遇過一位 65 歲的個案，她說進入更年期後，不僅 1 年內就胖了 10 公斤，睡眠品質也不如年輕時期，身材變胖又睡不好，讓她非常沮喪。這位媽媽覺得自己沒有吃很多，但是以前的衣服卻都穿不下了，連帶膝蓋也不太舒服。我仔細看了她 1 週的飲食內容，發現她早餐習慣吃麵包，此外碳水化合物的攝取總量也多了一些，所以教她如何做食物代換。1 個月後，我們一起看數值的變化，體重體脂都下降了，而且媽媽說完全不覺得有餓到！

建議年紀大的長輩想進行減重時，一個月減 1 ～ 2 公斤已是理想值，不要減太快，因為人進入 50、60 歲之後，身體的器官或機能難免比較衰退，我們追求減得健康，但不用很激烈的方式減重。如果你希望瘦得更好、讓減重計劃加速進行，或者希望減少內臟脂肪的話，適度加入運動會更快看到效果。像這位媽媽，我建議她晚餐後可以進行快走運動，大概走到出汗的程度，這樣睡前就能把過多的熱量消耗掉，當然也可以加一點肌力訓練，肌肉量足夠的長輩也比較不會出現膝蓋不適的困擾。

小知識

局部運動可以達到局部瘦身的效果嗎？

想瘦哪裡就跟哪裡容易胖一樣，很主要的原因是受到遺傳基因的影響，以致於減重時，每個人最先瘦下來的部位也不太一樣。與其說以局部運動達到局部瘦身，不妨改從增加核心肌群的肌肉量來著手，沒有上健身房的朋友可以每天做深蹲、棒式…等，長期下來會發現體態逐漸不一樣喔！

Chapter

5

Healthy
Diet

給不同族群的
減重飲食觀念整理

前面章節提過，每個人減重的起步條件和生活變因都不同，所以在本書的最後一章，為大家把常見的飲食族群做個總整理，分別提供一些幫助實踐的飲食建議。

外食族這樣吃

 建議 1　**以「211 餐盤」為主，每餐蔬菜的份量要足夠**

在診間個案中，三餐都外食的人真的很多，會建議大家使用「211 餐盤」最好記，而且在挑選食物上也有一定的彈性度，無論是去一般自助餐店、以素食為主的自助餐店、麵店、便當店…等都適用，可以參考右頁的份量目測法。如果是吃自助餐、可以選菜的便當店，只要留意以「原型食物為主，少加工少醬料」的原則來挑選，而烹調方式則可以參考下方圖表的建議順序；如果選擇麵店或是無法選菜的便當時，特別要留意澱粉類可能會攝取太多，減脂期的朋友記得減量，改成多點一份蛋白質（各式肉品、蛋、豆腐豆干…等），以及多點一份蔬菜會讓營養更完整。

烹調方式選擇的優先順序

燙／蒸　＞　滷／燉／涼拌　＞　煎／燴　＞　炸／糖醋

外食族減重期的份量目測法

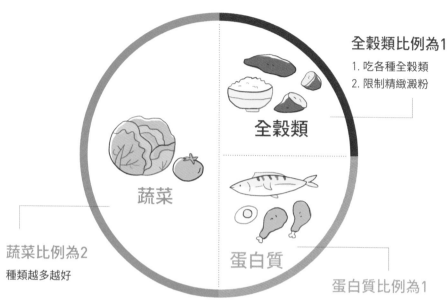

全穀類比例為1

1. 吃各種全穀類
2. 限制精緻澱粉

全穀類

蔬菜

蛋白質

蔬菜比例為2

種類越多越好

蛋白質比例為1

1. 選擇豆魚蛋肉為主
2. 適量紅肉
   （牛、豬、羊）
3. 避免加工品

在蔬菜的比例裡，有可加部分的水果，但減重前期或減脂期的朋友可吃可不吃。許多人很努力地遵守以上的飲食，卻可能忘了飯後或下午茶的手搖飲或果汁，常會讓你的飲食控制功虧一簣，大家要好好選擇想喝的種類。

外食族的減脂菜單推薦

推薦 1	推薦 2	推薦 3
1. 玉米	1. 五穀飯	1. 糙米飯
2. 彩椒	2. 菇類（不勾芡）	2. 炒地瓜葉
3. 青江菜	3. 花椰菜	3. 炒高麗菜
4. 蒜泥白肉	4. 白斬雞肉	4. 清蒸魚

建議 2 湯可以喝，但熱量大不同

只要是清湯都可以喝，不過湯裡的料仍要算在餐食份量裡，例如：但清湯之外的勾芡湯品，像是酸辣湯、魷魚羹…等，因為含有不少的糊化澱粉，等於吃進可觀的醣類，含鈉量也比較高，減脂期的朋友們最好避免。

各種湯品的熱量比一比

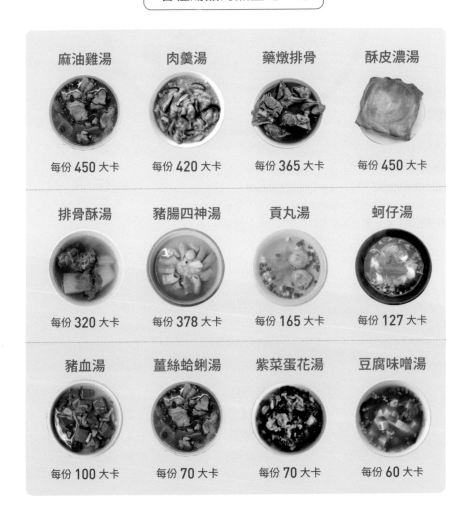

麻油雞湯	肉羹湯	藥燉排骨	酥皮濃湯
每份 450 大卡	每份 420 大卡	每份 365 大卡	每份 450 大卡
排骨酥湯	豬腸四神湯	貢丸湯	蚵仔湯
每份 320 大卡	每份 378 大卡	每份 165 大卡	每份 127 大卡
豬血湯	薑絲蛤蜊湯	紫菜蛋花湯	豆腐味噌湯
每份 100 大卡	每份 70 大卡	每份 70 大卡	每份 60 大卡

看不見的油脂和醣分是熱量的隱藏地雷

外食時，最難計算的是隱藏其中的油脂和糖分…等，很多餐點為了增加料理的色香味，會先過油再烹調，或是在調味料添加了糖或其他加工品來提味等等，這些都很難用目測的方式計算到每日攝取的份量中，這也是為何會比較建議減重的人要減少外食的原因。若實在無法避免外食時，建議慎選烹調方式，從烹調面來減少隱藏的飲食地雷。

個案們減脂期的外食紀錄

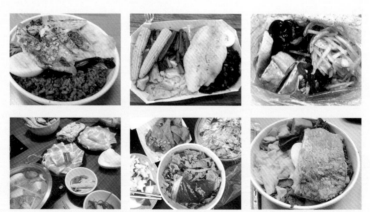

這是不同個案們於減脂期拍的餐食紀錄，大家可以發現外食族群減重期能選擇的食物還不少，例如：健康便當、麵攤、火鍋、自助餐、加熱滷味，此外像是日本料理、鐵板燒也可以吃。只要掌握每餐的三大營養素，吃原型食物，多選擇不同顏色的蔬菜攝取，避免吃油炸物和油脂過多的肉品就可以囉，聰明吃外食也能瘦！

超商族這樣吃

◌ 學會看營養成分表和目測份量

忙碌時，選擇便利商店的餐點真的很方便，而且包裝上都有營養標示，能幫助你計算份量。很多人可能只會注意熱量有幾大卡，其實更要留意的是三大營養素（蛋白質、脂肪、醣類）的分配比例，目測份量的方式可參考前面章節。

此外，通常體型較高大的人，對於蔬菜水果的需求比較多，所以才會用每個人的拳頭來估算，就好比視個人不同體型來調整。目測份量法雖然不夠精準，但對於初階減重者來說，是最容易學習如何判斷食物份量的方式，不妨從這邊開始改變飲食。

超商餐點組合推薦

組合 1	三角飯糰＋無糖豆漿＋野菜沙拉
組合 2	舒肥雞胸肉＋無糖燕麥飲＋小滷蔬菜
組合 3	凱薩雞肉握沙拉＋關東煮（白蘿蔔＋香菇）
組合 4	地瓜＋茶葉蛋＋蔬果沙拉
組合 5	鮮蔬烤雞便當＋香蕉
擇食提醒	超商餐點很方便，但大家容易偏向蛋白質或碳水化合物其中一項，如此營養素太單一，易使得能量不足或是衍生便秘的困擾。建議餐點中的蛋白質、碳水化合物的比例為 1：1，另外可搭配一點香蕉、蘋果、無糖豆漿、大燕麥片、烤地瓜…等升糖指數較低的食物，同時補足纖維質，顧到營養但熱量不會過多、仍有飽足感，滿足餐間所需能量。

營養標示這樣看！

格式 1

每份是代表吃進多少熱量和營養素。

營養標示		
每一份量　公克（或毫升）		
本包裝含　份	每份	每 100 公克 （或每 100 毫升）
熱量	大卡	大卡
蛋白質	公克	公克
脂肪	公克	公克
飽和脂肪	公克	公克
反式脂肪	公克	公克
碳水化合物	公克	公克
糖	公克	公克
鈉	毫克	毫克

碳水化合物指的是醣類，包含食物本身的天然糖和添加糖。糖是指額外添加的糖，已含在碳水化合物之中。

格式 2

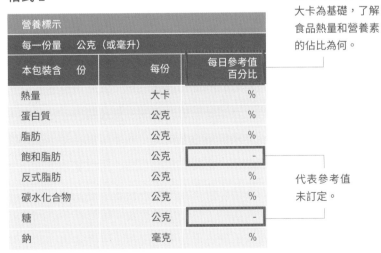

營養標示		
每一份量　公克（或毫升）		
本包裝含　份	每份	每日參考值 百分比
熱量	大卡	%
蛋白質	公克	%
脂肪	公克	%
飽和脂肪	公克	-
反式脂肪	公克	%
碳水化合物	公克	%
糖	公克	-
鈉	毫克	%

以每日攝取 2,000 大卡為基礎，了解食品熱量和營養素的佔比為何。

代表參考值未訂定。

大食量族群這樣吃

大食量的人通常分為兩類族群,一類是吃飯速度很快,特別常見於男性,除了吃得快又多,蔬菜也攝取不足;另一類是慢慢吃,但可以吃很多、很久的人。以下針這兩類分別說明:

 快食者請練習放慢進食速度

吃飯速度很快的人,可能 10 分鐘就解決掉一個便當,快食的缺點是進食訊息還未傳遞到大腦,因為不覺得飽所以會吃進更多的食物。一般來說,進食後等大腦感受到飽足感的時間約 15 ～ 20 分鐘左右,建議慢慢咀嚼、讓用餐時間充裕一些。快食的人還有一種是不耐餓,看到食物就迫不及待想要快點吃,這樣有可能是餐與餐的間隔太久,導致能量早已消耗完,建議這樣的人要調整每餐間隔時間。

 慢食者可能是焦慮型人格

慢慢吃飯,但可以吃很多、很久的人,其實在進食後已經慢慢產生飽足感了,但仍會想把眼前的食物通通吃光,這時可能是本身個性容易焦慮或是幼時受到一些生活經驗影響的緣故。曾經遇過一位個案,他看到食物就想要通通吃光,後來經過深度諮詢,他才察覺出從小就被媽媽灌輸「不能浪費食物」的觀念,一定要把食物吃完,不然會被媽媽媽。長大之後,這個觀念彷彿制約了他,每次看到桌上有食物沒吃完就覺得焦慮,每餐一定要全部吃完,就算很飽了也一樣要完食。有時候,心因性的問題會影響飲食習慣,而不自覺出現吃得太多的問題,我建議他練習不要過食,每餐吃八分飽就好,幫助他慢慢排解掉對食物的焦慮感。

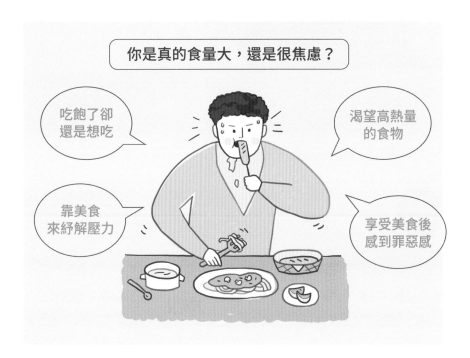

建議 3 漸進式減食，幫助縮小食量

　　想要改善大食量，除了放慢用餐速度之外，可以慢慢地把餐點份量稍微減少，但不是一次就縮小食量，這樣不僅會造成飢餓感，也讓人難以持續。建議先從減量 20% 開始調整，讓自己習慣「吃飽不吃撐」，漸漸讓胃容量縮小。

建議 4 每餐吃到好油脂，才能延長飽足感

　　遇過太多個案很怕攝取油脂，但優質脂肪能確實增加飽足感，延長感覺餓的時間，每日適量攝取好油脂、綜合堅果，能減少餐與餐之間嘴饞想吃零食的慾望。

愛醣族群這樣吃

　　愛醣族群是指特別喜歡吃澱粉類主食的朋友，餐餐都一定要有飯、麵類⋯等主食，因為沒吃到澱粉就好像沒吃完一餐的感覺，對於這樣的個案，我會建議用以下方式來改善：

 建議1　先增加蔬菜量，並且先吃菜

　　試著把每餐的蔬菜量增加多一些，並且先吃蔬菜。除了避免血糖一下子飆高之外，蔬菜類所含的纖維質會讓人有飽足感，覺得有吃進一些東西了，以減少想要攝取很多澱粉的慾望，慢慢練習，對於澱粉類食物的渴望就會逐漸減少。

 建議2　搭配未精製的全穀雜糧類當主食

　　精緻澱粉真的很多種，例如：白飯、碗粿、麵條、麵包、⋯等，想要改善的人，可以漸進式搭配未精製澱粉來代換。以白飯為例，煮的時候加入 20% 的藜麥、紫米、糙米⋯等五穀雜糧類。通常遇到喜歡的食物時，要一下子就完全不吃真的太困難，但可以打個 8 折，先減量攝取再完全取代，比較容易達成目標。

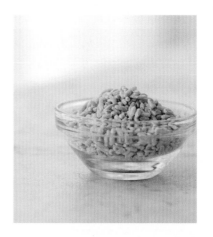

易便秘族群這樣吃

不少想減重的朋友也同時有便秘困擾,而便秘與一個人的飲食及生活習慣、個性都大有關係,我在診間諮詢個案時,通常會把便秘分為 3 型並提供以下的飲食解方給大家:

熱秘型	氣秘型	虛秘型
症狀特徵 1. 性子急、進食快 2. 重口味 3. 愛吃燒烤和炸物 4. 無肉不歡 5. 易口乾舌燥	**症狀特徵** 1. 工作忙碌、易焦慮 2. 常久坐 3. 飲食不規律 4. 缺乏運動 5. 喜歡甜食和精製食物	**症狀特徵** 1. 容易疲累的上班族 2. 活動量少的長者 3. 精神體力均欠佳
飲食解方 1. 多喝水 2. 多吃蔬菜 3. 補充足夠的纖維質	**飲食解方** 1. 減少刺激性飲食 2. 減少精製食物的攝取 3. 以全穀雜糧類為主食 4. 保持身心愉快	**飲食解方** 1. 多吃黑芝麻、櫻桃等 2. 滋陰補血食材 3. 避開生冷食物

小知識

除了用飲食方式調整外,也可每日適時補充益生菌打造腸道健康。挑選這類產品時,能否耐酸以保持活性很重要,才能讓吃進去的好菌直達腸道。目前市面上有「專利微膠囊包埋及凍晶乾燥技術」的益生菌產品,能夠耐胃酸與膽鹼,幫助改善腸胃道菌象、抑制多種病原菌生長,減少腸道發炎,並調整免疫力,進而打造易瘦體質。

自炊族這樣吃

外食是一種選擇，但如果減重期間可以自己煮的話，會更加容易進行飲食管理，同時減少很多隱形熱量及吃進加工品的風險。在食材種類的挑選上，有一些小訣竅分享給大家。

選擇低 GI、高纖的主食做代換

不少個案真的無飯不歡，一餐沒吃到飯就感覺沒吃飽。為了不減少每餐的飽足感，建議選用低升糖指數的地瓜、大燕麥片、燕米、糙米來取代全白米，一方面讓用餐時的血糖不會波動太大，更能藉此攝取到多元營養素。

在麵條的部分，和白麵條、黃油麵比起來，義大利麵屬於低GI食物、升糖指數較低，相較之下是比較好的選擇，但要留意麵條、醬料種類和配菜。舉例來說，在麵條選擇上，細長的麵條比易沾裹醬汁的筆管麵、螺旋麵的短麵條來得好；在醬料選擇上，用橄欖油清炒比奶油白醬來得理想。而配菜的部分，選用低脂的海鮮或是雞肉，加上多種類的蔬菜，藉此增加營養與口感的豐富度。

搭配油切食物有利於減重

因為電視廣告的關係，我們聽到油切只會想到「茶」，但日常食物中也有不少可以阻斷油脂吸收的食材，例如：花椰菜、小黃瓜、金針菇、豆芽菜、豆腐、黑木耳…等，這類食物不僅纖維質豐富且低熱量，是減重期自己煮的食材好夥伴，想要維持體重與健康的朋友也可經常食用。

買菜時多選購！油切食物清單

綠豆芽
100 公克
熱量 **24** 大卡
膳食纖維 1.3 公克

黃豆芽
100 公克
熱量 **34** 大卡
膳食纖維 2.7 公克

白花椰菜
100 公克
熱量 **23** 大卡
膳食纖維 2 公克

玉米筍
100 公克
熱量 **31** 大卡
膳食纖維 1.3 公克

海帶
100 公克
熱量 **20** 大卡
膳食纖維 2.8 公克

綠花椰菜
100 公克
熱量 **28** 大卡
膳食纖維 3.1 公克

木耳
100 公克
熱量 **38** 大卡
膳食纖維 7.4 公克

小黃瓜
100 公克
熱量 **13** 大卡
膳食纖維 1.3 公克

金針菇
100 公克
熱量 **37** 大卡
膳食纖維 2.3 公克

 建議 3 選對食材，幫你消水腫

　　如果你是重口味的人，長期攝取太多鹽分易造成體內鈉含量過高，使得身體有些水腫、使體重上升，除了漸進式改變重口味，也可以吃一些含鉀量較高的天然食材來幫助消水腫，例如：紅豆、薏仁、葡萄柚、小黃瓜…等。

減脂期輕鬆煮！
營養師推薦食譜 21 道

　　接下來要分享我設計和示範製作的 21 道營養師食譜，每道食譜都註明熱量。書裡收錄的是我平常會吃的料理，也很適合減脂期的你，做法簡單而且好吃，就算你是做菜的新手也能輕易完成，完全無壓力！如果沒時間三餐都自己煮，也可以從早餐開始試做喔。自己下廚的好處多多，能選擇多種類的優質食材來搭配替換，而且攝取的都是原型食物，無形中避掉許多隱藏熱量，而且自家使用的油品也比較安心，不用擔心油脂劣變的風險。減重期應該要吃得開心又健康，才能長期持續下去！

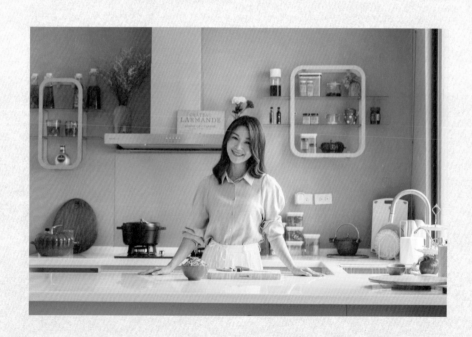

21 道食譜的營養素分類

減脂期的基礎熱量若為 1200 大卡的話，每天就需要吃 5 份碳水化合物、
5 份蛋白質、5 份蔬菜、1 份水果、1 份油脂。

碳水化合物 C	蛋白質 P	蔬菜 V	水果 F	油脂 O
燕米	雞胸肉	小黃瓜	香蕉	堅果
薏仁	牡蠣	甜椒	蘋果	酪梨
紫米	雞蛋	玉米筍	藍莓	橄欖油
玉米	起司	蘆筍	酪梨	黑芝麻
糙米	豆漿	牛番茄	鳳梨	白芝麻
胚芽米	豆腐	菠菜	火龍果	
小米	牛奶	櫛瓜	芒果	
紅黎麥	鮪魚	花椰菜	草莓	
麥片	鮭魚	紅蘿蔔	葡萄	
芋頭	蝦子、蝦仁	蘑菇	芭樂	
地瓜	雞腿	香菇	柳丁	
南瓜	豬肉片	金針菇	橘子	
馬鈴薯	花枝	鴻喜菇	哈密瓜	
紅豆	鯛魚片	杏鮑菇		
綠豆	毛豆	洋蔥		
吐司	豆干	木耳		
粉絲（冬粉）	蛤蜊	空心菜		
義大利麵		青江菜		
蛋餅皮		竹筍		
麵粉		地瓜葉		

早餐
Breakfast

310
大卡

香蕉燕麥煎餅

● 食材

香蕉	1 根	藍莓	適量
大燕麥片	20 公克	無糖優格	適量
雞蛋	1 顆	油	少許
堅果	適量		

● 做法

1　香蕉切半，用叉子將半根香蕉壓成泥狀，備用。

2　打入 1 顆雞蛋混合，再加入大燕麥片攪拌均勻。

3　平底鍋中倒入少許油，熱鍋後倒入做法 2，煎至
　　兩面微金黃色即可起鍋。

4　加上堅果、藍莓、切塊的半根香蕉，淋上無糖優
　　格一起享用。

營養師小知識

這道料理的食材有香蕉、大燕麥片，含有豐富的水溶
性膳食纖維，具有降血脂、平衡血糖的作用。雞蛋是
優質蛋白質來源，優格提供好菌讓腸道無負擔，每天
吃 5 ～ 10 顆綜合堅果，還可以補充好油脂喔！

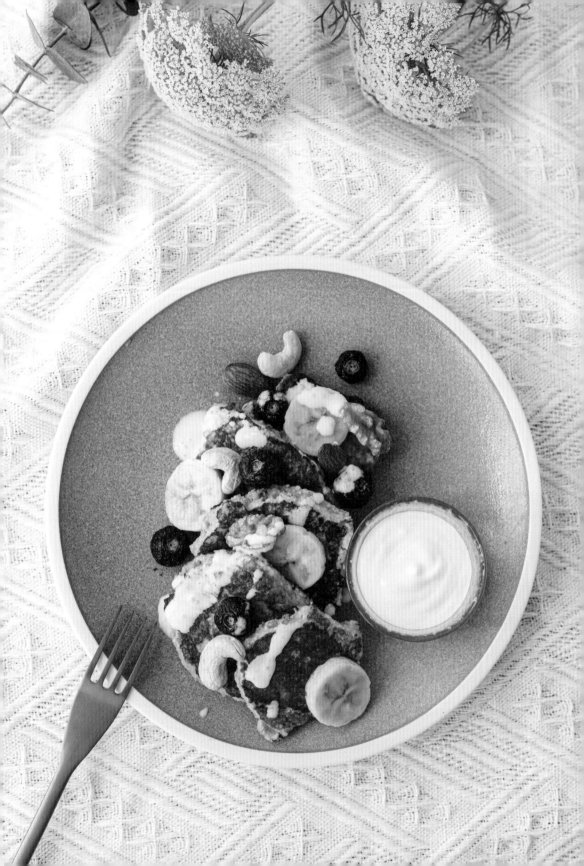

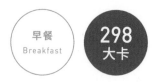

早餐
Breakfast

298
大卡

紫薯起司蛋餅

● 食材

紫薯	55 公克	蛋餅皮	1 張
起司	適量	油	少許
雞蛋	1 顆		

● 做法

1　事先將紫薯去皮後蒸熟，搗成泥狀備用。

2　在平底鍋中加入少許油，熱鍋後放入蛋餅皮、
　　打入雞蛋。

3　在雞蛋上均勻放上紫薯泥並捲起，煎至表面上
　　色，和起司一同盛盤享用。

營養師小知識

告別單調的原味蛋餅，自己動手加料更營養！這道添加紫薯的蛋餅，
有大量的花青素及豐富的胡蘿蔔素，能在體內轉化成維他命 A，有助
於眼睛健康，同時增強免疫力，維持呼吸道與黏膜的完整，尤其是在
後疫情時期能提升完整保護力，健康就從吃一頓美好的早餐開始！

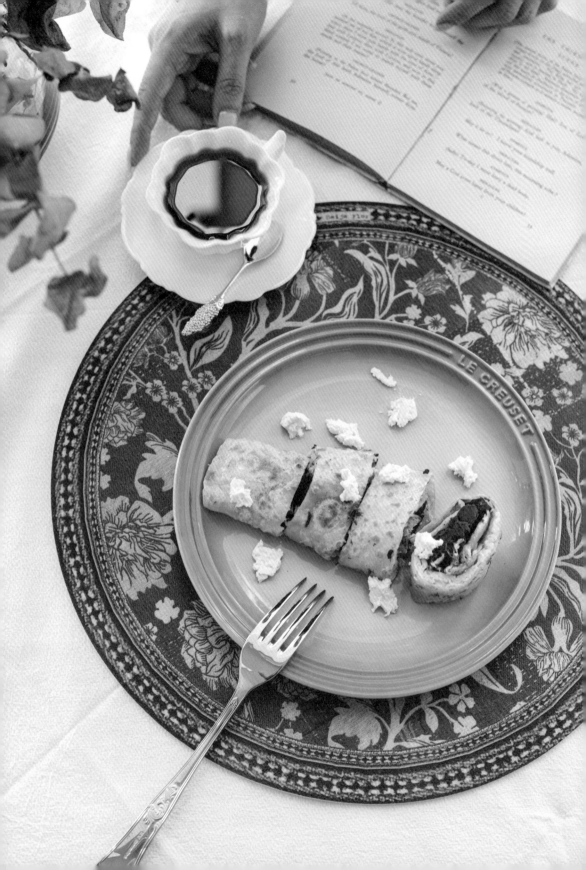

早餐
Breakfast

310
大卡

水果優格麥片粥

● 食材

小番茄	50 公克	無糖優格	200 公克
葡萄或藍莓	50 公克	綜合堅果	少許
大燕麥片	30 公克		

● 做法

1 以溫熱水將大燕麥片泡開,放入碗中。

2 小番茄或藍莓切對半,葡萄洗淨,備用。

3 倒入無糖優格,加上葡萄或藍莓、小番茄、
   綜合堅果即完成。

營養師小知識

無糖優格添加天然水果調味,讓整道料理美味又不過甜,藍
莓與葡萄提供多種水果多酚的營養、水溶性膳食纖維,搭配
優格中的益菌,長期食用能改善腸道菌叢。大燕麥片是相當
好的碳水化合物來源,幫助你開啟活力一整天。

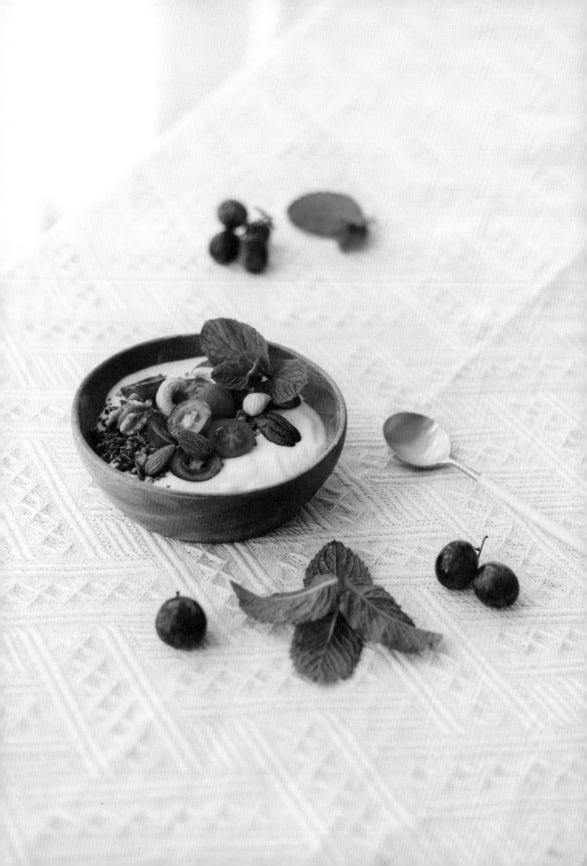

早餐
Breakfast

192
大卡

粉紅超級果昔

● 食材

| 火龍果 + 鳳梨 + 蘋果 | 150 公克 |
| 牛奶 | 240 毫升 |

● 做法

1　準備火龍果 + 鳳梨 + 蘋果各 50 公克，分別洗淨去皮並切塊，備用。

2　在果汁機中倒入牛奶，約攪打 20 秒即可，或依喜好調整口感。

營養師小知識

我很常在夏天喝這道飲品，粉紅色的果汁牛奶看了讓人很開心，有著滿滿的花青素與膳食纖維，同時又能補充蛋白質。有排便不順困擾的朋友們，或是平常餐食中蔬果攝取不足的話，可利用早餐時間來多加補充。

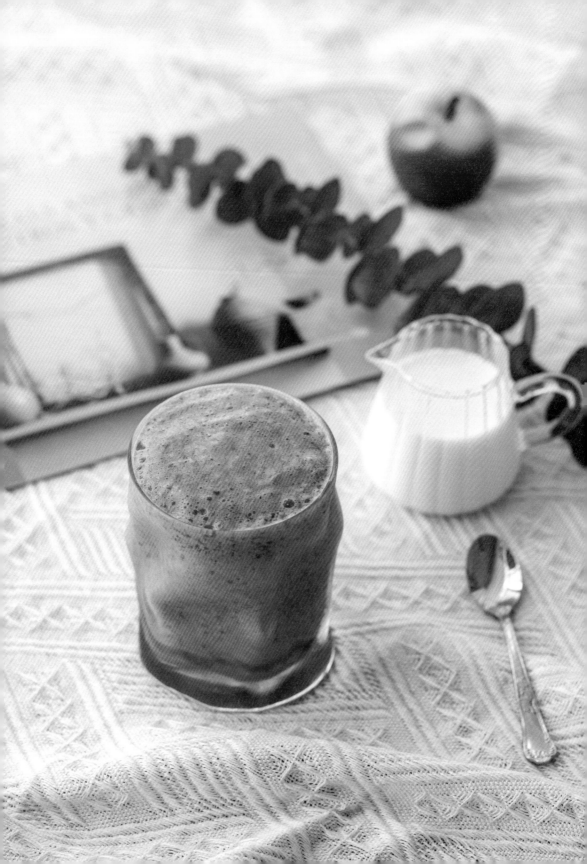

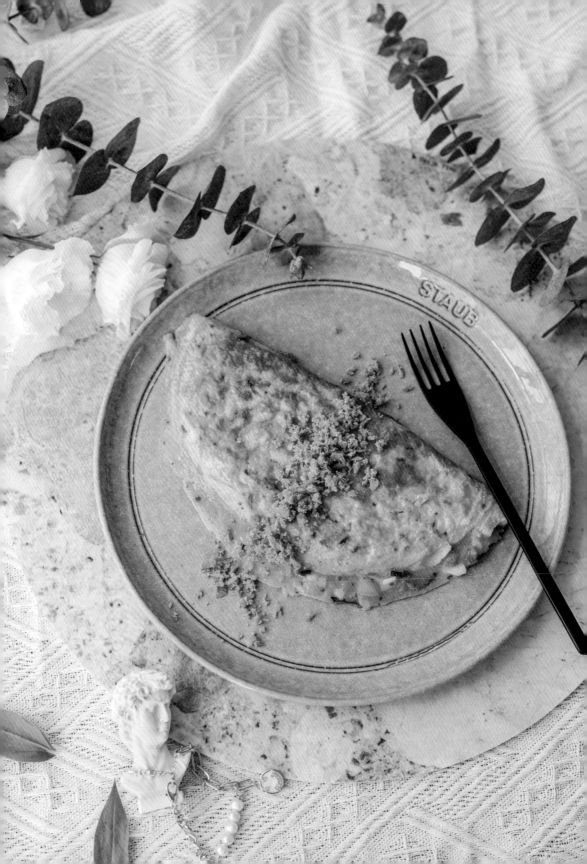

鮭魚蛋捲

● 食材

鮭魚	50 公克	洋蔥	50 公克	油	少許
雞蛋	1 顆	甜椒	50 公克	鹽	少許

● 做法

1 在平底鍋中倒入少許油,先將鮭魚煎熟,再用叉子搗碎魚肉,備用。

2 將洋蔥去皮,和甜椒都切成丁並放入碗中,打入雞蛋攪拌均勻,加少許鹽。

3 在平底鍋中倒入少許油,倒入做法 2,再加上做法 1 的鮭魚後將蛋捲起即完成,可以另外再撒一些炒乾的鮭魚肉。

營養師小知識

鮭魚是優質蛋白質且富含 Omega-3,能參與身體許多機能的運作,並增強免疫力、補充體力,尤其是成長發育中的孩子可以多多攝取,還具有幫助能量代謝、傷口癒合…等功能。搭配洋蔥與甜椒或其他喜歡的蔬菜,就是一頓完美的減醣早餐囉!

21
天代謝回正飲食

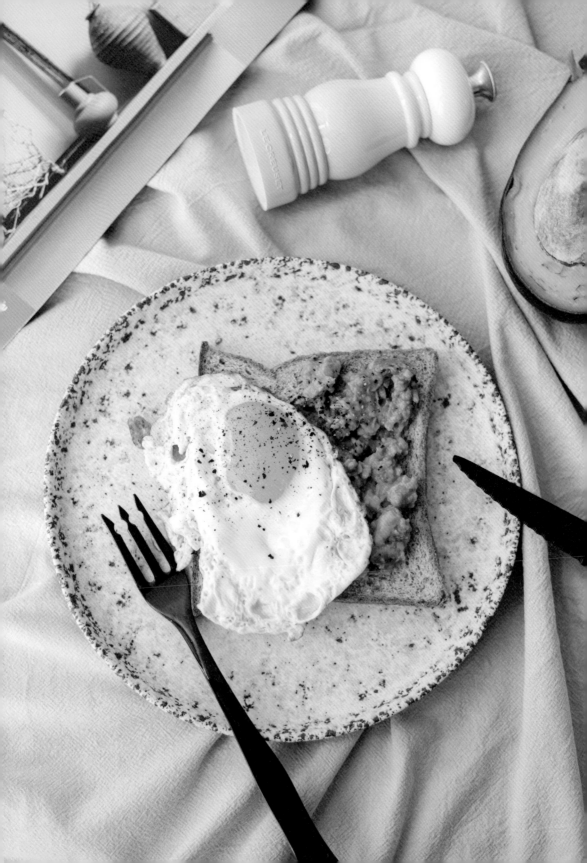

早餐
Breakfast

305
大卡

酪梨太陽蛋吐司

● 食材

酪梨	50 公克	全麥吐司	1 片
雞蛋	1 顆	油	少許

● 做法

1　用叉子將酪梨搗成泥狀，備用。

2　在平底鍋中倒入少許油，熱鍋後煎成太陽蛋。

3　在全麥吐司上塗酪梨泥，加上太陽蛋即完成。

營養師小知識

酪梨是非常好的油脂，富含單元不飽和脂肪酸、維生素 B 群、維他命 C、維他命 E、酚類…等植化素，能減緩發炎指數與增進心血管健康，同時含有膳食纖維與油脂，能穩定血糖與幫助提升飽足感提升。在早餐中添加適量酪梨，來取代奶油類的攝取，也是一種聰明的減脂小技巧。

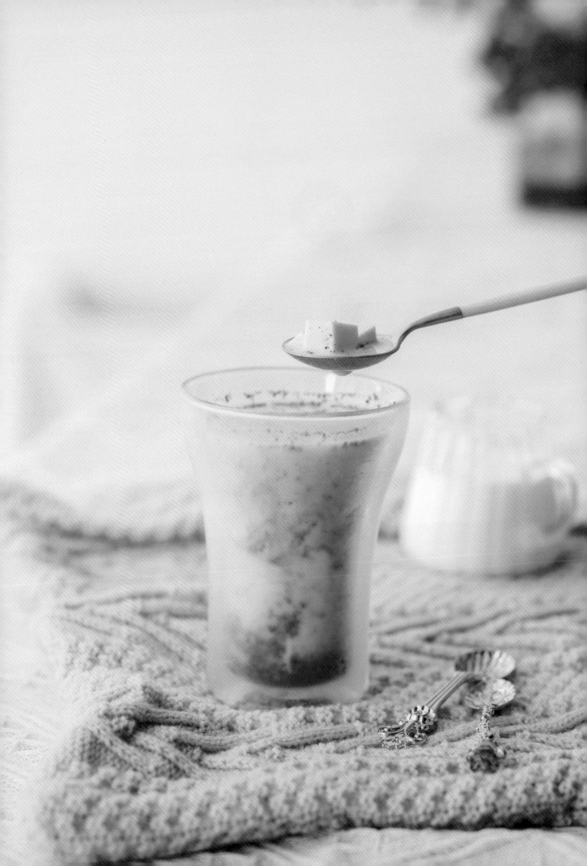

芝麻豆漿豆腐

● 食材

芝麻粉　　　20 公克
無糖豆漿　200 公克
嫩豆腐　　100 公克

● 做法

1　將嫩豆腐切成小丁，放入碗中。
2　倒入無糖豆漿，撒上芝麻粉稍微攪拌即完成。

營養師小知識

芝麻與堅果相同，在食物分類上都是「種子果實類」，
富含維他命 E、鈣、鐵、Omega-3 脂肪酸與芝麻多酚，
搭配豆腐豆漿的蛋白質，不僅讓早餐有飽足感，更是
營養滿分，芝麻可說是小兵立大功。

21
天代謝回正飲食

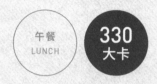

鮮蝦櫛瓜麵

● 食材

綠櫛瓜	100 公克	大蒜	少許
蝦仁	100 公克	橄欖油	適量
洋蔥	100 公克	鹽	適量
義大利麵	20 公克	黑胡椒	適量

● 做法

1 備一熱水鍋，依包裝指示時間煮好義大利麵，撈起備用。

2 將櫛瓜刨成細長條似義大利麵的樣子；大蒜去皮切片；洋蔥去皮切丁，備用。

3 熱油鍋，先放入蒜片爆香，加入洋蔥丁炒至透明，再加入蝦仁拌炒至微熟。

4 加入櫛瓜條、義大利麵拌炒至全熟後，以鹽和黑胡椒調味後即可起鍋。

營養師小知識

這道料理利用櫛瓜取代部分麵條的攝取，可以補充一般吃義大利麵時，常見到蔬菜嚴重攝取不足的問題，同時又是減醣的比例搭配。蝦子是相對來說熱量較低的蛋白質來源，很適合減脂期的你。

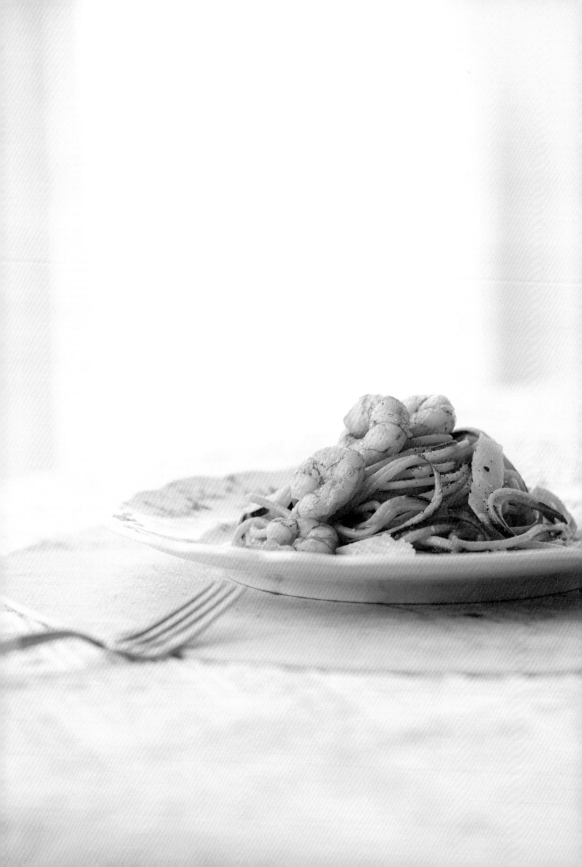

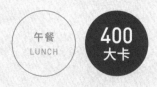

彩蔬蝦仁炒燕米飯

● 食材

蝦仁	110 公克	彩椒	50 公克
燕米	40 公克	大蒜	少許
洋蔥	50 公克	橄欖油	適量
紅蘿蔔	50 公克	鹽	適量
四季豆	50 公克	黑胡椒	適量

● 做法

1　依燕米外包裝的指示,用電鍋將燕米煮熟備用。

2　洗淨蔬菜食材並切成小丁,大蒜去皮切片,備用。

3　熱油鍋,放入蒜片、洋蔥爆香,炒約 2～3 分鐘後再加入紅蘿蔔炒軟。

4　放入蝦仁拌炒至半熟,放入彩椒、四季豆加入炒至全熟,以鹽和黑胡椒調味後即可起鍋。

營養師小知識

燕米是燕麥未經過任何加工前的原型食物,其所含的營養價值超越白米,富含水溶性纖維（β- 葡聚醣）能穩定血糖、降血脂,其口感很有嚼勁,很適合所有年齡層食用,而且飽足感佳,減脂同時又能享受美味。

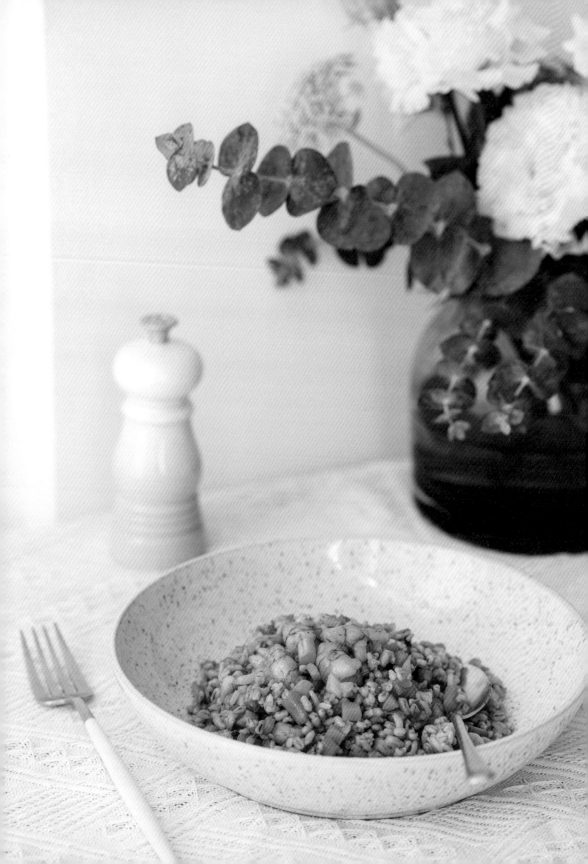

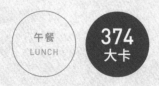

午餐
LUNCH

374
大卡

紅酒燉洋蔥厚片馬鈴薯

● 食材

紅酒	100 公克	大蒜	少許
洋蔥	50 公克	橄欖油	適量
馬鈴薯	90 公克	鹽	適量
紅蘿蔔	50 公克	黑胡椒	適量
豬里肌肉	70 公克		

● 做法

1 洗淨洋蔥、馬鈴薯、紅蘿蔔並去皮，切成塊狀，豬里肌肉也切塊狀，大蒜拍扁備用。

2 熱油鍋，放入大蒜、洋蔥爆香，放入豬里肌肉煎至微金黃、加入馬鈴薯、紅蘿蔔，倒入紅酒一起燉煮至全熟，以鹽和黑胡椒調味後即可起鍋。

營養師小知識

這道料理的紅酒扮演了畫龍點睛的作用，紅酒含有多酚，對皮膚保養、體內抗氧化都很有助益，只要抓對食材配搭方式與比例，掌握總量原則管理，減脂期一樣能享受高級料理，吃美食之餘仍能維持身材。

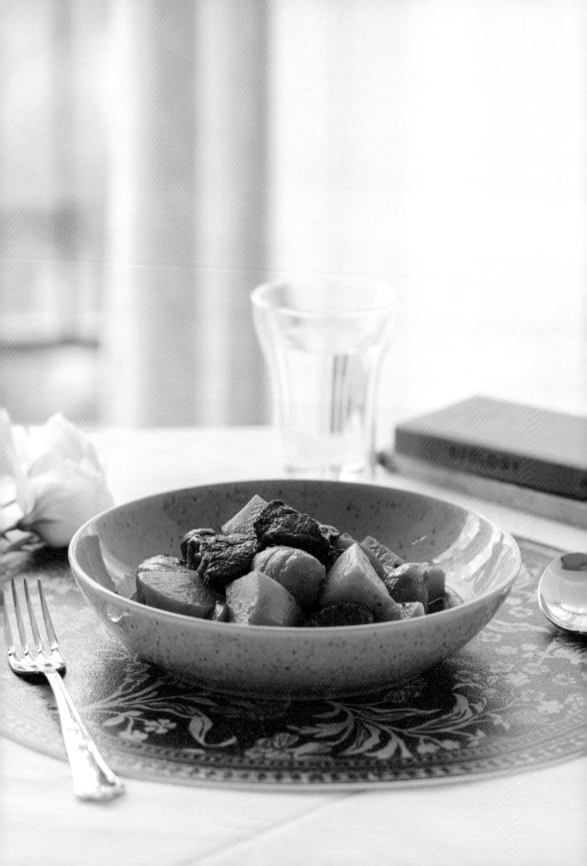

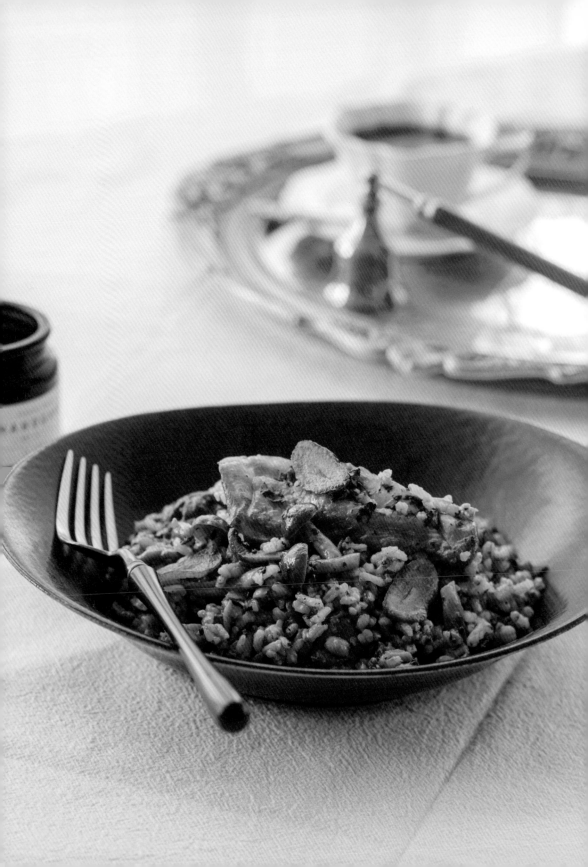

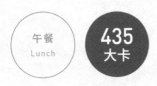

午餐
Lunch

435
大卡

松露蘑菇燉飯

● 食材

蘑菇	50 公克	雞腿肉	100 公克
鴻喜菇	100 公克	大蒜	少許
洋蔥	50 公克	橄欖油	適量
松露醬	30 公克	鹽	適量
五穀米	40 公克	黑胡椒	適量

● 做法

1　將蘑菇、鴻喜菇切丁；洋蔥去皮切丁；大蒜切片，雞腿肉切丁，備用。

2　熱油鍋，放入蒜片煎成金黃色，盛起備用。

3　鍋加入洋蔥丁炒至透明，加入雞腿丁煎至表面金黃，放入菇類略炒（不要太軟），盛起備用。

4　將五穀米放入做法 3 的油鍋中拌炒，將菇類、雞腿丁加回鍋中拌勻，加入水，以鹽和黑胡椒調味，關小火煮 25 分鐘至米粒熟透即可開鍋，最後放上做法 2 的蒜片。

營養師小知識

菇類是營養豐富、水溶性膳食纖維含量極高的食材，同時可以增加燉飯的口感，特別搭配松露醬，讓整道料理風味增添不少。如果吃膩了一般的減脂餐，不妨試著加入不同的調味，利用天然食材或是香氣濃郁的調味料，讓您在減脂期也能體驗滿足味蕾的快樂感受。

21
天代謝回正飲食

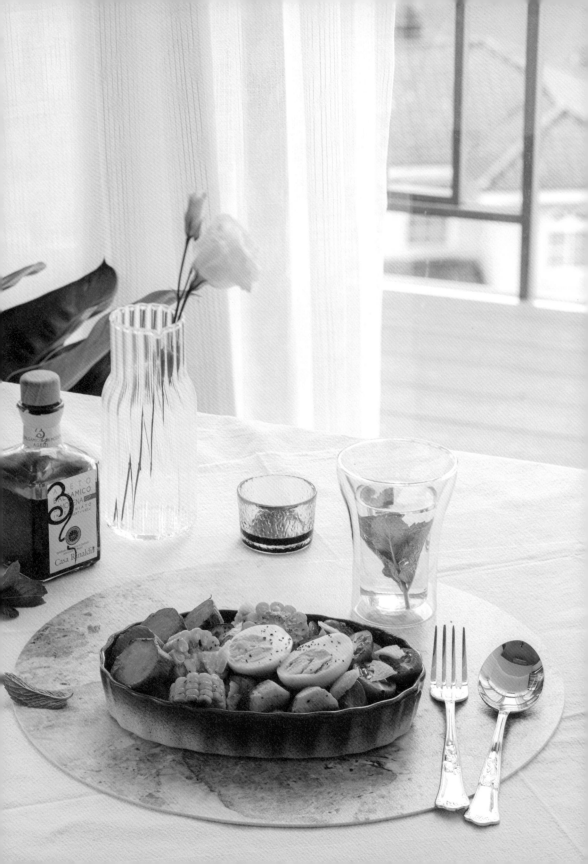

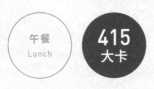

午餐
Lunch

415
大卡

義式油醋溫沙拉

● 食材

小番茄	30g	水煮蛋	1 顆
玉米	80g	橄欖油	適量
地瓜	55g	巴薩米克醋	少許
櫛瓜	100g	鹽	適量
杏鮑菇	100g	黑胡椒	適量
起司	少許		

● 做法

1 洗淨櫛瓜、玉米、地瓜並切塊；小番茄切半、杏鮑菇切塊備用。

2 先將玉米與地瓜蒸到半熟，水煮蛋對切備用。

3 熱油鍋，放入小番茄、櫛瓜、杏鮑菇拌炒，盛起放入大碗中，加入水煮蛋、玉米、地瓜，以鹽和黑胡椒稍微調味，淋上巴薩米克醋，刨一點起司片一起享用。

營養師小知識

想吃沙拉不踩雷，沙拉醬的選擇也是一大關鍵，義式油醋是減脂期很好的選擇，使用初榨橄欖油與巴薩米克醋，含有橄欖多酚與有機酸能幫助新陳代謝，而且微酸氣息讓人胃口大開，所有食材立即美味升級！記得搭配蛋白質、未精緻澱粉與蔬菜，簡單讓沙拉變成一個減脂組合。

21 天代謝回正飲食

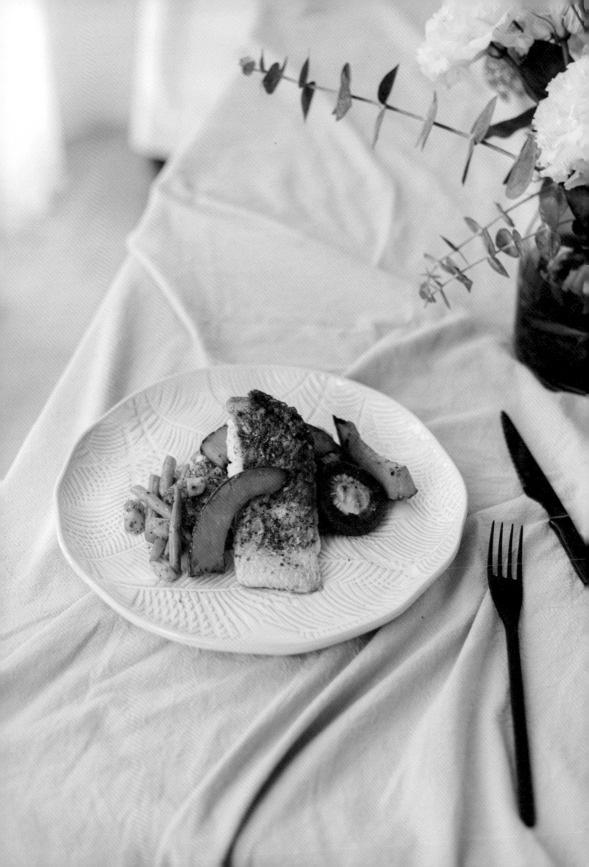

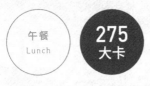

275
大卡

香煎南瓜鱸魚

● 食材

南瓜	110 公克	橄欖油	適量
鱸魚片	100 公克	鹽	適量
四季豆 + 香菇	200 公克	黑胡椒	適量

● 做法

1 洗淨南瓜、四季豆，南瓜帶皮切片，四季豆切段備用，香菇去蒂備用。

2 熱油鍋，放入鱸魚片，煎至兩面金黃後盛起，備用。

3 利用鍋中的油將南瓜、四季豆、香菇煎熟，以鹽和黑胡椒稍微調味，即可和鱸魚片一同擺盤。

營養師小知識

鱸魚又稱為「開刀魚」，顧名思義它的營養價值極高，蛋白質豐富且好消化，此外也含有鎂、鈣、鋅、鐵…等礦物質，有助於術後修復期與補充體力，進而提升免疫力的效果，是減脂期很適合的蛋白質來源。

21
天代謝回正飲食

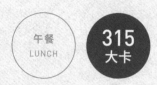

核桃烤時蔬佐水煮鮪魚

● 食材

罐頭鮪魚	35 公克	馬鈴薯	180 公克
帶皮茭白筍	100 公克	核桃	少許
香菇	80 公克	橄欖油	適量
帶皮玉米筍	70 公克	鹽	適量
甜椒	50 公克	黑胡椒	適量

● 做法

1　洗淨甜椒切成條狀，馬鈴薯切片（不要切斷）；
　　敲碎核桃，備用。

2　預熱烤箱至 180℃，在所有的蔬菜與馬鈴薯上淋
　　點橄欖油，以鹽和黑胡椒稍微調味，進烤箱烤 15
　　分鐘後取出，撒上核桃碎，佐水煮鮪魚一同享用。

營養師小知識

鮪魚罐頭也是減脂期的好食材，但記得挑選水煮的，
會比油漬來得好，如此可以減少一點熱量攝取，改
成搭配堅果補充好油脂，適量補充好油脂能讓飽足
感延長，並且讓皮膚滋潤有光澤。

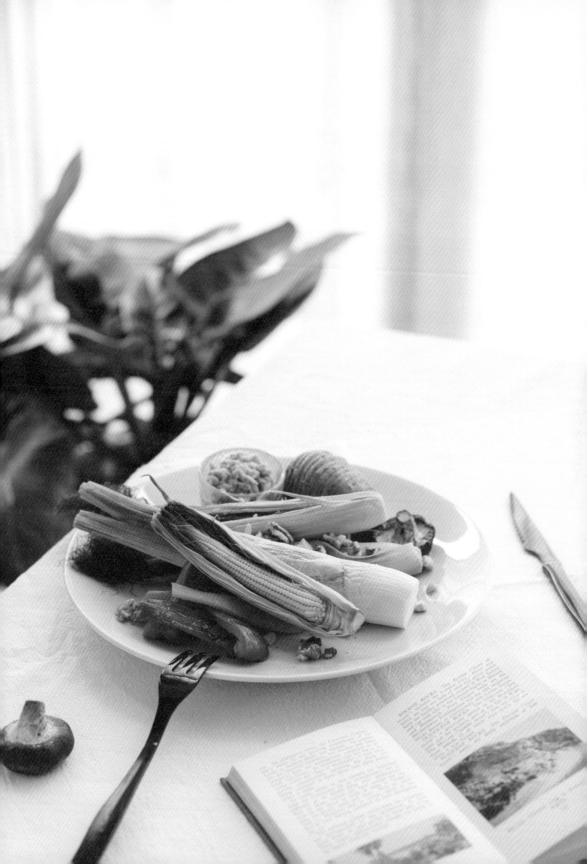

晚餐
Dinner

323
大卡

黑胡椒雞柳條佐南瓜泥

● 食材

雞柳條	100 公克	橄欖油	適量
南瓜	200 公克	鹽	適量
蘆筍 + 彩椒	200 公克	黑胡椒	適量

● 做法

1　洗淨南瓜去皮切塊,先用電鍋蒸熟後搗成泥,以
　　鹽與黑胡椒調味。

2　將雞柳條表面抹鹽並靜置 10 分鐘,備用。

3　熱油鍋,放入雞柳條與蘆筍、彩椒煎至金黃後盛
　　起,與南瓜泥一同擺盤。

營養師小知識

雞胸肉是眾所皆知的減脂期必備食材,加點胡椒提味,
再以南瓜泥作為主食,南瓜的水分多、口感滑順,平衡
掉單吃雞胸可能覺得口感太乾的問題。南瓜所含的膳食
纖維與胡蘿蔔素很豐富,聰明吃快樂瘦,一舉兩得。

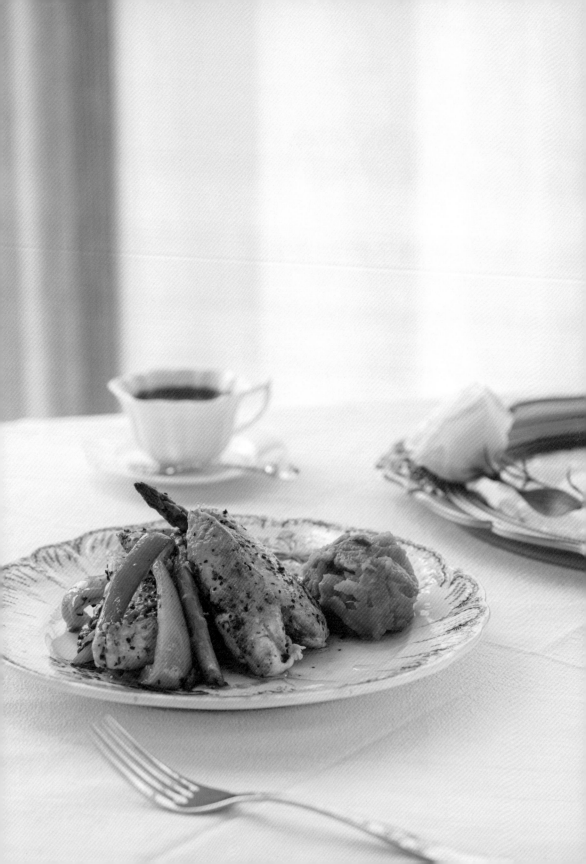

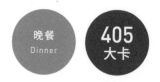

柚子醬鯛魚排

• 食材

柚子醬	20 公克	櫛瓜	100 公克
鯛魚排	100 公克	橄欖油	適量
藜麥飯	80 公克	鹽	適量
洋蔥	100 公克	黑胡椒	適量
牛番茄	100 公克		

• 做法

1　洗淨白米與藜麥，以 5：1 的比例，放入電子鍋中煮熟成藜麥飯，取 80 公克備用。

2　洗淨洋蔥去皮，與牛蕃茄、櫛瓜都切成圓片。

3　熱油鍋，將鯛魚排煎至兩面金黃後先盛起，以鹽和黑胡椒調味，放入洋蔥、櫛瓜、番茄片煎至上色，即可和鯛魚排、藜麥飯一同擺盤，佐柚子醬享用。

營養師小知識

魚類是蛋白質類的優質食材，鯛魚更是經濟實惠的選擇之一，是脂肪含量相對低的魚種，但白肉魚本身的味道比較清淡，可以利用市售柚子醬來提味，就算零廚藝也可以輕鬆變化出特色料理。

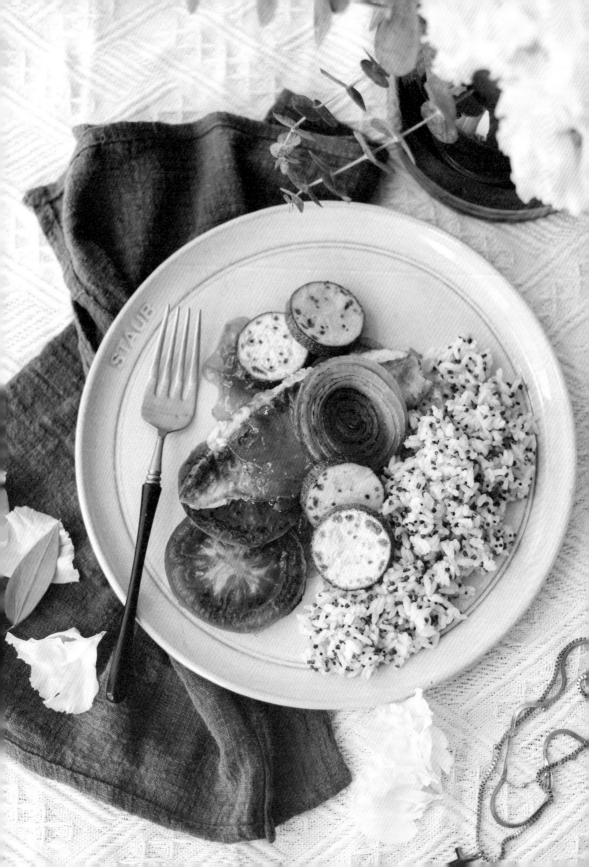

晚餐
Dinner

383
大卡

和風野菜炊飯

● 食材

紫米	10 公克	紅蘿蔔	30 公克	豆干	60 公克
白米	30 公克	洋蔥	20 公克	日式醬油	適量
玉米粒	30 公克	四季豆	50 公克	香油	適量
鴻喜菇	50 公克	秋葵	50 公克	白胡椒	適量

● 做法

1　將紫米、白米洗淨，先放入電子鍋內鍋中。

2　紅蘿蔔、洋蔥去皮後和鴻喜菇、四季豆、秋葵都切成丁，備用。

3　豆干也切成丁，和做法 2 的食材、玉米粒一同放入做法 1 的內鍋。

4　倒入日式醬油、香油、白胡椒拌一下，按下開關炊熟即可。

營養師小知識

這道炊飯是方便又簡單的料理，可以選擇自己喜歡吃的食材，搭配多種類的蔬菜補充各種營養素，很適合全家大小食用。製作時，只要掌握好調味，放進電鍋炊煮即可，是不需要瓦斯爐也能完成的飯料理。

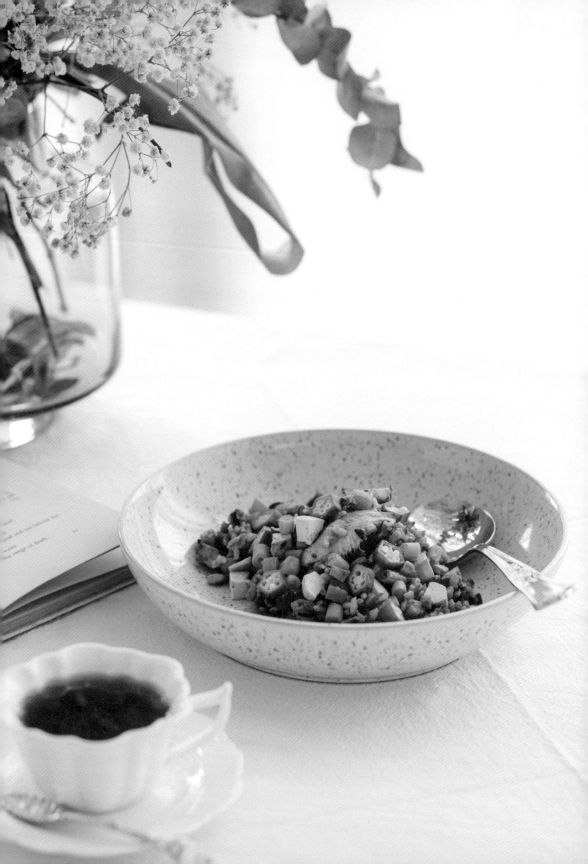

晚餐
Dinner

381
大卡

普羅旺斯燉蔬菜

● 食材

茄子	50 公克	蝦子	60 公克	橄欖油	適量
花椰菜	100 公克	蛤蜊	150 公克	鹽	適量
紅蘿蔔	50 公克	番茄糊	100 公克	黑胡椒	適量
洋蔥	20 公克	大蒜	適量		
彩椒	30 公克				

● 做法

1　茄子切片、花椰菜切小朵、彩椒切塊；紅蘿蔔、洋蔥去皮切小塊，大蒜去皮切片，備用。

2　熱油鍋，加入切片茄子炒軟，盛起備用。

3　加入洋蔥、紅蘿蔔炒軟，放入蝦子、蛤蜊、做法 2 炒軟的茄子，以及花椰菜、彩椒，倒入番茄糊，以鹽和黑胡椒稍微調味，燉煮 15 分鐘即完成。

營養師小知識

利用番茄糊來調味，為料理增添異國風情，添加多種蔬菜與海鮮，讓整鍋料理吃起來香甜同時營養滿分。如果想要味道更加豐富的話，可以去超市買義式綜合香料，適量添加，讓整道料理別具風味。

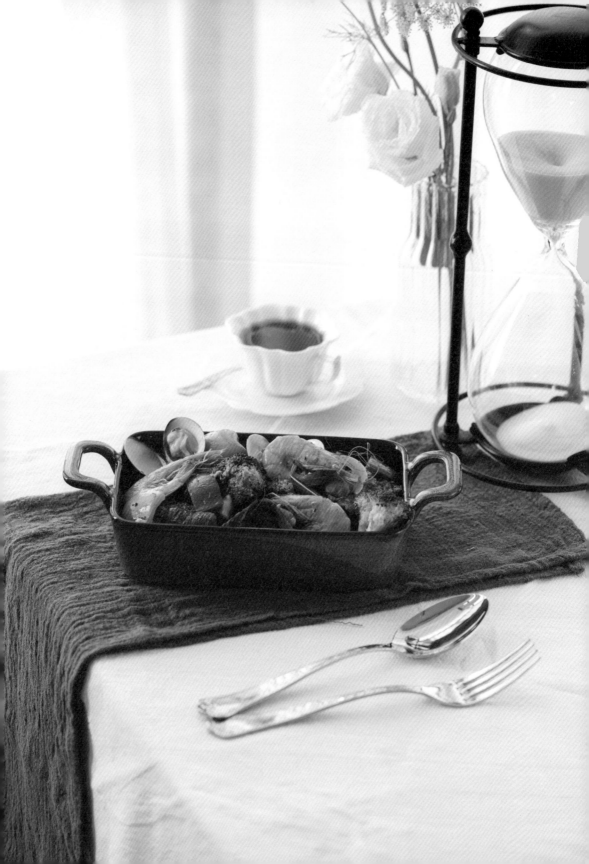

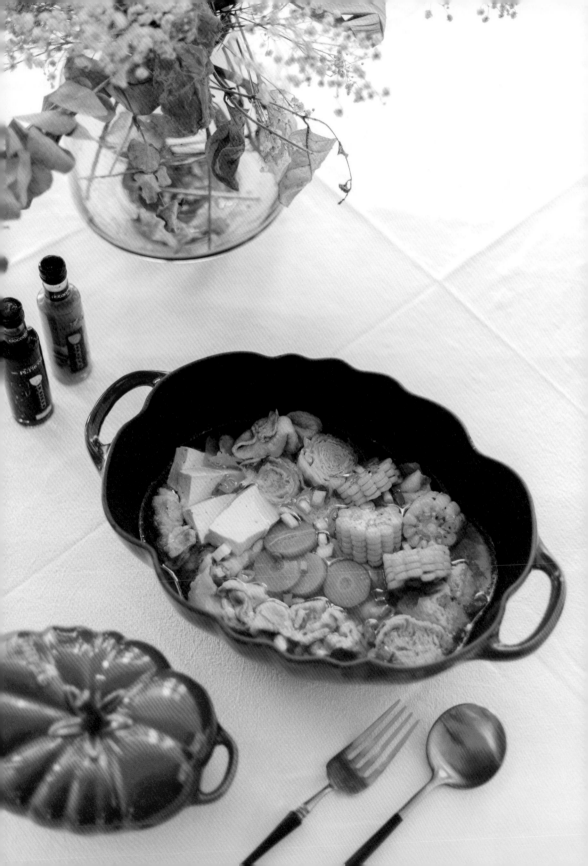

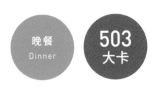

晚餐 Dinner　503 大卡

味噌豆腐豬肉鍋

● 食材

板豆腐	80 公克	味噌	20 公克
豬肉片	70 公克	日式醬油	適量
紅蘿蔔	100 公克	鹽	適量
娃娃菜	150 公克	水	適量
玉米	170 公克		

● 做法

1　將板豆腐切塊，紅蘿蔔切成片狀，玉米切塊，娃娃菜切段，排列於鍋中。

2　放入豬肉片，加入味噌、日式醬油與適量的水，加鹽調味，以中小火烹煮 10 ～ 15 分鐘即完成。

營養師小知識

味噌是由黃豆發酵而來，因此黃豆的營養價值通通都保留住，這道是減脂期很適合的湯品之一。想避免過多調味，建議善用食材本身的味道來搭配，加點蔬菜與肉片，只要 10 分鐘，低醣減脂湯品輕鬆上桌。

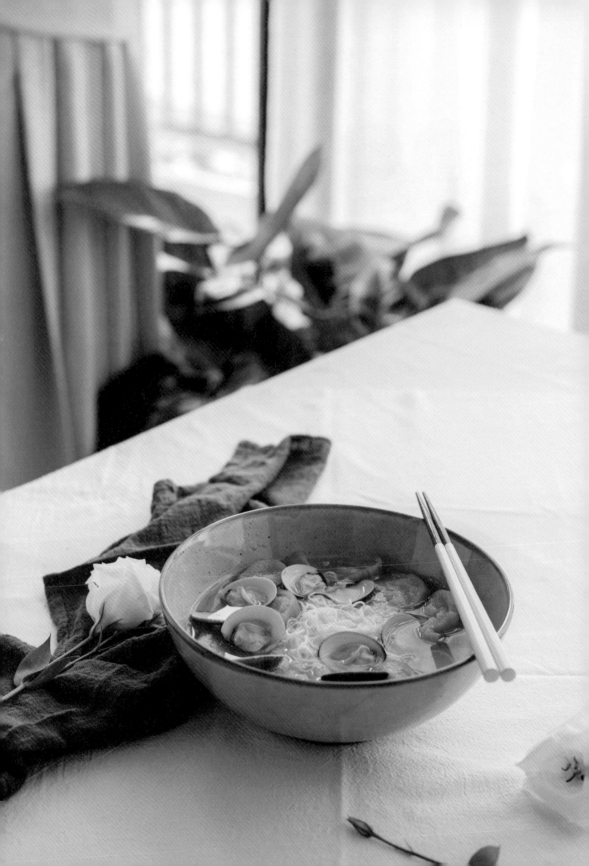

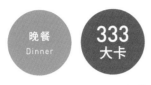

香蒜蛤蜊絲瓜麵線

● 食材

麵線	40 公克	大蒜	適量
蛤蜊	160 公克	米酒	少許
絲瓜	200 公克	鹽	適量

● 做法

1　備一個熱水鍋，放入麵線煮熟，撈起備用。

2　絲瓜去皮切片、大蒜切片；洗淨蛤蜊並吐沙，備用。

3　備一個有深度的鍋子，倒入油，先爆香蒜片，放入絲瓜炒一下，放入蛤蜊，倒入米酒（依狀況可倒點水），加鹽調味一下，等絲瓜變軟、蛤蜊煮開後即可關火，放入麵線即完成。

營養師小知識

減脂期吃一些瓜果類食材有利於減脂與排水，絲瓜本身含有豐富膳食纖維，鉀離子能幫助身體排除過多水普，搭配蛤蜊讓整道料理非常鮮甜，不需要高深廚藝，馬上就能吃到營養均衡的減脂餐。

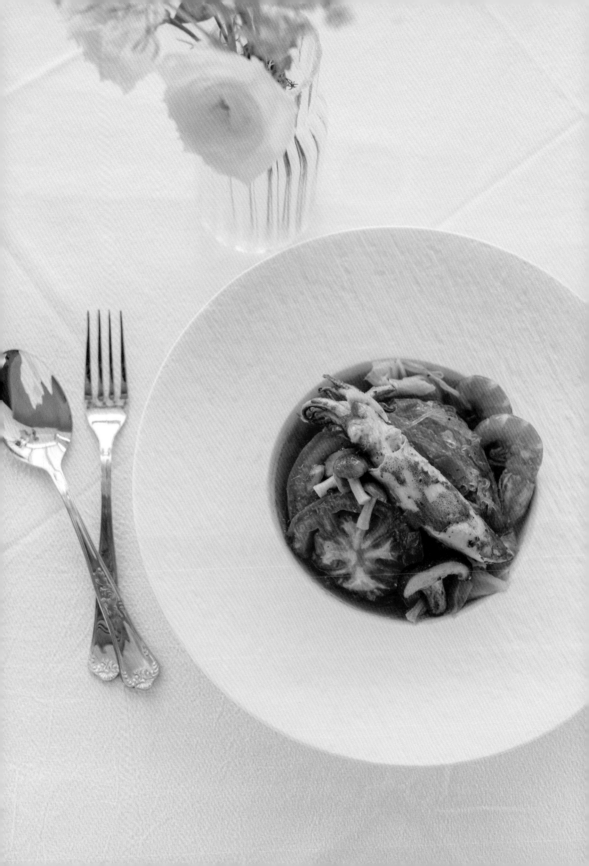

義式番茄蔬菜海鮮細粉

● 食材

牛番茄	50 公克	蝦子	50 公克
高麗菜	100 公克	細粉（冬粉）	30 公克
香菇	50 公克	義式香料	適量
鴻喜菇	30 公克	鹽	適量
小卷	50 公克		

● 做法

1 洗淨高麗菜並切片，牛番茄切片，香菇切片，剝開鴻喜菇；洗淨海鮮備用。

2 備一熱水鍋，放入細粉煮熟，撈起備用。

3 備另一個熱水鍋，先放入牛番茄、高麗菜、香菇、鴻喜菇，以及小卷、蝦子，加入義式香料，以鹽調味，煮滾後放入細粉即完成。

營養師小知識

減脂期一定要聰明選擇優質的碳水化合物，細粉（冬粉）就是減脂期的好食材之一，相較於同等體積的麵條，熱量馬上減低一半，利用蔬菜與海鮮的甜味搭配，滿足想享受美食的慾望但又不會造成身體負擔。

21 天代謝回正飲食

21天 代謝回正飲食

從「食」傾聽心理真正的缺乏，
吃好吃對，打破代謝負循環！

作者 ──────── 余朱青
採訪撰文 ──────── 莊馨云、傅紀虹
特約攝影 ──────── Hand in Hand Photodesign 璞真奕睿影像
插畫 ──────── 日光路
封面與內頁設計 ──────── 莊維綺
服裝協力 ──────── OH!HER
責任編輯 ──────── 蕭歆儀

總編輯 ──────── 林麗文
副總編 ──────── 梁淑玲、黃佳燕
主編 ──────── 高佩琳、賴秉薇、蕭歆儀
行銷企劃 ──────── 林彥伶、朱妍靜

社長 ──────── 郭重興
發行人兼出版總監 ─ 曾大福

出版 ──────── 幸福文化出版社
地址 ──────── 231 新北市新店區民權路 108-1 號 8 樓
粉絲團 ──────── www.facebook.com/Happyhappybooks/
電話 ──────── 02-2218-1417
傳真 ──────── 02-2218-8057

發行 ──────── 遠足文化事業股份有限公司
地址 ──────── 231 新北市新店區民權路 108-2 號 9 樓
電話 ──────── 02-2218-1417
傳真 ──────── 02-2218-1142
電郵 ──────── service@bookrep.com.tw
郵撥帳號 ──────── 19504465
客服電話 ──────── 0800-221-029
網址 ──────── www.bookrep.com.tw
法律顧問 ──────── 華洋法律事務所 蘇文生律師

ISBN ──────── 9786267184127
EISBN（EPUB） 9786267184295
EISBN（PDF） 9786267184288

初版一刷　西元 2022 年 9 月
Printed in Taiwan
著作權所有 侵犯必究

國家圖書館出版品預行編目 (CIP) 資料

21 天代謝回正飲食：從「食」傾聽心理真正
的缺乏，吃好吃對，打破代謝負循環！/ 余
朱青著 . -- 初版 . -- 新北市：幸福文化出版
社出版：遠足文化事業股份有限公司發行，
2022.09
　面；　公分
ISBN 978-626-7184-12-7(平裝)

1.CST: 減重 2.CST: 健康飲食

411.94　　　　　　111012287

Healthy
Diet